L'ÉCOLE DE SALERNE

DE LA SOBRIÉTÉ

CHEZ LES MÊMES LIBRAIRES

Le climat de l'Italie, sous le rapport hygiénique et médical, par le docteur Ed. Carrière. *Ouvrage couronné par l'Institut de France.* Paris, 1849, 1 vol. in-8, viii, 582 pages... 7 fr. 50

Cet ouvrage est ainsi divisé : *Considérations historiques sur le climat de l'Italie :* topographie et géologie, les eaux, l'atmosphère, les vents, la température. — *Climatologie générale de la région méridionale de l'Italie :* Salerne, golfe de Naples (Caprée, Massa, Sorrente, Castellamare, Resina, Portici, Pouzzoles, Baïa, Ischia), golfe de Gaëte. — *Climatologie générale de la région moyenne de l'Italie :* Marais-Pontins, Maremmes ; Rome, Sienne, Florence, Pise. — *Climatologie générale de la région septentrionale de l'Italie :* Venise, Milan et les lacs, Gênes, Mentone et Villefranche, Nice, Hyères.

Traité de la vieillesse, hygiénique, médical et philosophique, ou Recherches sur l'État physiologique, les facultés morales, les maladies de l'âge avancé, et sur les moyens les plus sûrs, les mieux expérimentés, de soutenir et de prolonger l'activité vitale à cette époque de l'existence ; par le docteur J. H. Réveillé-Parise, membre de l'Académie de médecine, etc. Paris, 1853. 1 vol. in-8, viii, 488 pages............. 7 fr.

« Peu de gens savent être vieux. » (La Rochefoucauld.)

Hygiène de l'âme, par E. de Feuchtersleben, professeur à la Faculté de médecine de Vienne, sous-secrétaire d'État au ministère de l'instruction publique en Autriche, traduit de l'allemand, sur la *vingtième édition,* par le docteur Schlesinger-Rahier. *Deuxième édition,* précédée d'une étude biographique et littéraire. Paris, 1860. 1 vol. in-18 de 260 pages..... 2 fr.

L'auteur a voulu, par une alliance de la morale et de l'hygiène, étudier, au point de vue pratique, l'influence de l'âme sur le corps humain et sur ses maladies. Exposé avec ordre et clarté, et empreint de cette douce philosophie morale qui caractérise les œuvres des penseurs allemands, cet ouvrage n'a pas d'analogue en France ; il sera lu et médité par toutes les classes de la société.

Corbeil, typ. et stér. de Corbeil.

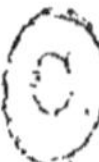

L'ÉCOLE
DE SALERNE

Traduction en vers français

PAR

M. CH. MEAUX SAINT-MARC

AVEC LE TEXTE LATIN EN REGARD

PRÉCÉDÉE D'UNE INTRODUCTION
Par M. le Docteur Ch. DAREMBERG

DE LA SOBRIÉTÉ
CONSEILS POUR VIVRE LONGTEMPS
PAR L. CORNARO

TRADUCTION NOUVELLE

PARIS

J. B. BAILLIÈRE et FILS,

LIBRAIRES DE L'ACADÉMIE IMPÉRIALE DE MÉDECINE
Rue Hautefeuille, 19.

LONDRES	NEW-YORK
HIPP. BAILLIÈRE, 219, REGENT-STREET.	BAILLIÈRE BROTHERS, 440, BROADWAY.

MADRID, C. BAILLY-BAILLIÈRE, CALLE DEL PRINCIPE, 11.

1861

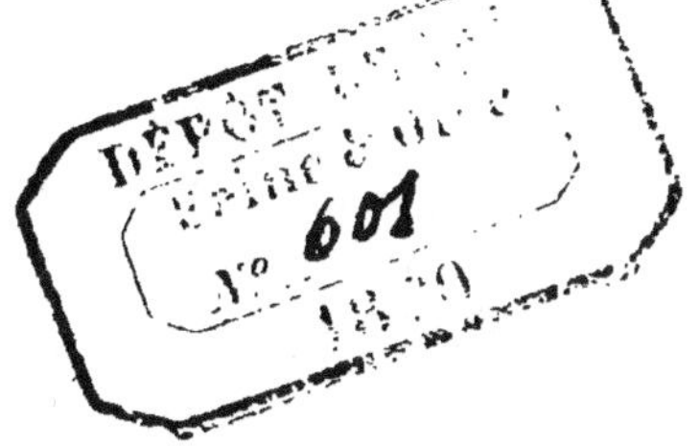

AVERTISSEMENT

Si on devait juger du mérite d'un ouvrage par le nombre des éditions, traductions et commentaires qui en ont été donnés, dans toutes les langues, peu de livres pourraient soutenir la comparaison avec l'*Ecole de Salerne* (1); néanmoins, nous espérons qu'une nouvelle édition de ce poëme médical sera favorablement accueillie.

Nous avons suivi le texte établi par M. de Renzi (2). M. le docteur Ch. Daremberg a bien voulu revoir ce texte sur les manuscrits, et corriger les fautes qui avaient échappé aux imprimeurs napolitains, en même temps qu'à notre prière, il se chargeait d'exposer dans une *Introduction* le résultat de ses recherches sur l'histoire et les doctrines de l'Ecole de Salerne.

(1) **M.** Baudry de Balzac compte de 1474 à 1846, 240 éditions de l'*Ecole de Salerne*. On connaît une multitude de traductions en français, en allemand, en anglais, en hiberno-celtique, en italien, en espagnol, en polonais, en provençal, en bohémien, en hébreu et même en persan. Le nombre des manuscrits qui contiennent ce poëme s'élève à plus de 100, du moins s'il faut s'en rapporter aux recherches faites par MM. B. de Balzac, de Renzi et Daremberg.

(2) *Collectio salernitana*. Naples, 1852, in-8, t. I, p. 417. Deuxième édition entièrement refondue, comprenant les travaux inédits de M. Baudry de Balzac, les vers nouvellement recueillis par MM. Daremberg et S. de Renzi, publiée par les soins de Salv. de Renzi. Naples, 1859, in-8, LXVIII, 128 pages.

Nous n'avons voulu reproduire, ni la traduction de Brunzen de la Martinière, ni celle de Levacher (1) de la Feutrie, ni celle de Pougens (2), ni aucune autre : elles avaient le double défaut d'être anciennes et incomplètes. La traduction en vers français (3) que nous publions est, tout entière, l'œuvre de M. Ch. Meaux Saint-Marc, élégante et fidèle, autant qu'il a été possible. Le traducteur avait de grandes difficultés à vaincre : nous espérons qu'il les aura presque toutes heureusement surmontées.

Nous avons fait suivre cette édition de l'*Ecole de Salerne* d'une nouvelle traduction du traité non moins célèbre *De la Sobriété*, par Louis Cornaro. C'est encore M. Ch. Meaux Saint-Marc qui a bien voulu le traduire sur la dernière édition italienne (4).

Enfin nous avons cru devoir illustrer cette édition de plusieurs vignettes que nous avons fait dessiner et graver par des artistes habiles. L'une d'elles, la représentation anatomique des douze signes du Zodiaque, a pu être copiée, grâce à l'obligeance de M. Ch. Daremberg, sur le manuscrit n° 482 de la bibliothèque Mazarine.

J.-B. B. et Fils.

(1) Paris, 1779 ou 1782, in-12, contient 501 vers.
(2) Montpellier, 1825, in-8, contient 474 vers.
(3) Notre texte comprend 1870 vers latins.
(4) Luigi Cornaro, *Discorsi intorno alla vita sobria* ; edizione ricca di aggiunte. Venezia, 1826, in-12.

TABLE DES MATIÈRES

ÉCOLE DE SALERNE

TROISIÈME PARTIE. — ANATOMIE.

QUATRIÈME PARTIE. — PHYSIOLOGIE.

CINQUIÈME PARTIE. — ÉTIOLOGIE.

SIXIÈME PARTIE. — SÉMIOTIQUE.

SEPTIÈME PARTIE. — PATHOLOGIE.

HUITIÈME PARTIE. — THÉRAPEUTIQUE.

NEUVIÈME PARTIE. · NOSOLOGIE.

DIXIÈME PARTIE. — PARTIE MÉDICALE.

DE LA SOBRIÉTÉ

par

LOUIS CORNARO

SANCTORIUS ET SA BALANCE

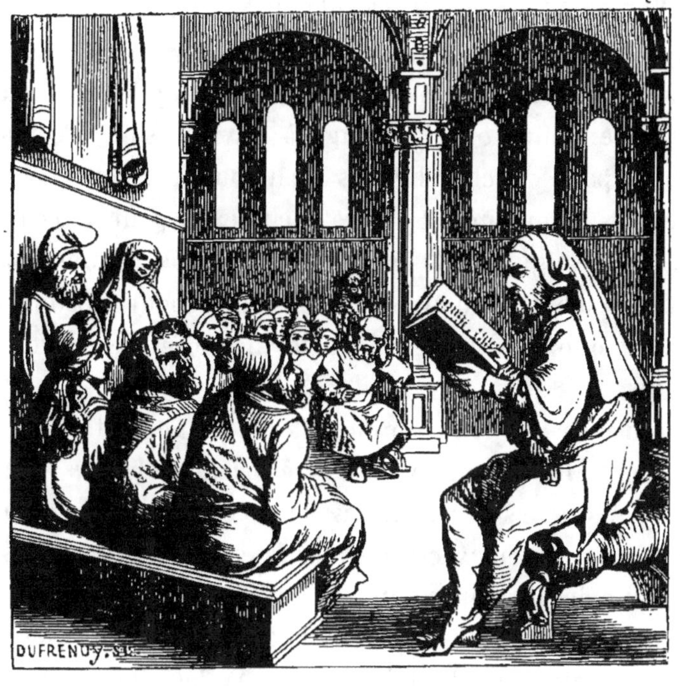

INTRODUCTION

Jusqu'à ces dernières années, l'histoire de l'École de Salerne se réduisait à de très-vagues notions sur quelques-uns des médecins qui ont pratiqué ou enseigné à Salerne, pendant la première période du moyen âge, et sur le poëme didactique, sorte de prose métrique, connu généralement sous le nom de *Schola salernitana* (*École de Salerne*). Les historiens qui passent pour les plus érudits, n'ont pas même pris la peine de lire les ouvrages salerni-

tains publiés dès l'invention de l'imprimerie [1] : ils les
tenaient pour trop barbares ou pour trop superstitieux ;
encore moins ont-ils songé à ouvrir, soit les manuscrits, pour y rechercher les écrits oubliés, soit les char-
tes, les chroniques et autres documents, pour y recueillir
des renseignements relatifs à l'histoire d'une école,
trop célèbre pendant tant de siècles pour n'avoir pas
laissé quelques traces dans la mémoire des contemporains.

On ne savait, ni comment la médecine s'est conservée
en passant des mains des Grecs dans celles des Latins,
ni par quelles voies elle est arrivée à Salerne. Loin de
s'enquérir avec exactitude du vrai caractère et de la succession des doctrines qui ont été suivies et professées par
les maîtres de cette école [2], on se contentait d'affirmer que
tout y était venu de Galien et des Arabes; de Galien, qui
a été peut-être moins connu que les autres médecins grecs
pendant la première période du moyen âge ; des Arabes,
qui ne furent introduits en Occident que par Constantin,

[1] Par exemple : la *Pratique* de J. Platearius; le traité de *Matière médicale* (*Circa instans* des deux premiers mots par lesquels il commence) d'un
autre Platearius ; l'*Antidotaire* de Nicolaus avec les *Gloses* d'un troisième
Platearius; l'*Anatomie du porc* et la *Thérapeutique* (*Ars* ou *Modus medendi*), par Cophon ; le *Passionnaire* de Gariopuntus ; l'ouvrage de Trotula sur *les Maladies des femmes ;* les traductions faites par Constantin ; *les
Commentaires* de Gérard, sans compter divers opuscules anonymes, ou portant de fausses attributions et qu'il était difficile de reconnaître pour salernitains.

[2] Je dois faire une exception toute particulière en faveur de M. Hæser
qui, même avant les récentes decouvertes, dans la première édition de son
excellent *Manuel d'histoire de la médecine* (1845), avait compris mieux
que ses devanciers le rôle et l'importance de l'École de Salerne.

c'est-à-dire quand l'École de Salerne avait au moins deux siècles d'existence; encore le moine du mont Cassin s'approprie dévotement les ouvrages des infidèles, pour les purifier et les rendre moins suspects!

I

Voici comment l'histoire de l'École de Salerne a tout à coup changé de face. Le très-savant et très-regrettable docteur Henschel, professeur de médecine à l'Université de Breslau, et l'un des amis les plus sincères et les plus dévoués que j'aie jamais rencontrés en Allemagne, s'occupait, dès l'année 1837, de publier un catalogue des manuscrits médicaux du moyen âge, conservés dans les diverses bibliothèques de Breslau. Au début même de ses recherches, il mit la main sur un très-beau manuscrit du treizième siècle, dont personne n'avait jamais parlé et sur le dos duquel on avait écrit : *Herbarius*. Il eut bientôt reconnu que cet *Herbier* contenait trente-cinq traités, tous d'origine salernitaine, pour la plupart inédits et dont l'ensemble représente, à l'exception de la chirurgie, toutes les parties de la science médicale [1]. Le second de ces traités qui est intitulé :

---

[1] M. de Renzi en a publié sept dans le t. II de la *Collectio salernitana*. Voici d'après M. Henschel la composition du *Codex salernitanus* de Breslau : *Liber simplicium medicinarum* (c'est le *Circa instans* de Platearius; mais il y a entre le texte du manuscrit de Breslau et les textes imprimés de telles différences, qu'une nouvelle édition en est devenue indispensable). — *Tractatus De ægritudinum curatione*. — *De febribus liber*. — *Curæ Johannis Afflacii discipuli Constantini*. — *Liber urinarum* (*Magistri Joh.*

De ægritudinum curatione (Du traitement des maladies) se compose de cent soixante et treize chapitres [1]; il constitue une sorte d'Encyclopédie, une véritable Somme médicale composée, comme celles d'Oribase [2], d'Aëtius et de Paul d'Égine, d'une suite d'extraits empruntés nominativement aux principaux *Maîtres* de l'École de Salerne. Quelques-uns étaient déjà connus (Platearius, Cophon, Trotula); d'autres entraient pour la première fois, par leurs propres œuvres, dans le domaine de l'histoire (Bartholomæus, Petronius, Ferrarius, Johannes Afflacius).

Afflacii). — *De febribus natura fragmentum.* — *De nominibus herbarum et specierum quæ aliæ pro aliis ponuntur.* — *Definitiones morborum.* — *De urina fragmentum.* — *Matthæi Platearii Glossæ in Antidotarium Nicolai Præpositi.* — *Liber de urinis.* — *De oleis conficiendis.* — *De modis medendi.* — *De urinis et earumdem significationibus.* — *De medicamentorum bonitate cognoscenda.* — *De morbis IV regionum corporis.* — *Liber Alexandri De agnoscendis febribus et pulsibus et urinis.* — *De urinis.* — *Item de urina.* — *De observatione minutionis.* — *Demonstratio anatomica corporis animalis.* — *De aquis medicinalibus et eorum differentiis.* — *De complexionibus.* — *De medicamentis externis quibusdam præparandis.* — *De adventu medici ad ægrotum.* — *Liber de corporibus purgandis.* — *De saporibus et numero eorumdem.* — *De clysteribus, suppositoriis, syringis et pessariis.* — *De sirupis et eorum divisione.* — *Liber de simplicium medicinarum virtutibus.* — *Quæ medicinæ pro quibusdam morbis dandæ sint.* — *Liber De confectione medicinarum.* — *De qualitatibus et earum effectibus.* — *Liber de pulsibus.* — *Liber de morborum medicinis.* Les numéros 2, 4, 13, 14, 15, 21, 25 ont été publiés dans la *Collectio salernitana*; il serait à désirer qu'on publiât encore les numéros 1, 8, 11, 24, 28, 29, 32, 35, fort importants pour l'histoire de l'École de Salerne.

1 *Collect. salern.*, t. II, p. 81-385.

2 *Œuvres, texte grec en grande partie inédit, collationné sur les manuscrits, traduits pour la première fois en français, avec une introduction des notes, des tables et des planches,* par les docteurs Bussemaker et Daremberg. Paris, 1851-1861. 4 vol. in-8.

J'ai examiné à Breslau ce précieux manuscrit, et je l'ai fait connaître en France, dans un rapport à M. le ministre de l'Instruction publique [1]. A son tour, M. Henschel en a donné une description fort détaillée et fort exacte, dans un journal fondé par lui et consacré, sous le nom de *Janus*, à l'histoire et à la littérature des sciences médicales. En 1849, lors de mon premier voyage en Italie, je fus assez heureux pour établir des rapports entre M. Henschel et un autre de mes excellents amis, le docteur S. de Renzi, de Naples, qui s'occupait avec beaucoup de zèle de l'histoire de l'école de Salerne, et qui s'est empressé de mettre son érudition et sa bourse à la disposition de M. Henschel, pour l'impression des traités les plus importants contenus dans le *Codex salernitanus*. Telle est l'origine, et de la nouvelle histoire de l'École de Salerne composéee par M. de Renzi [2], et de la *Collectio salernitana*, éditée par M. de Renzi et par moi [3].

Le *Compendium salernitanum*, si important qu'il soit, ne renferme que des extraits empruntés à divers auteurs salernitains, mais non pas les traités eux-mêmes. Nous n'avions donc, pour ainsi parler, que les *membra dis-*

---

[1] Paris, 15 avril 1845, p. 27-30.

[2] *Storia documentata della scuola medica di Salerno*; secunda edizione; Napoli, 1857, 8, de xvi-688 p. et clxxvi p. de *Documents*.

[3] *Collectio salernitana; ossia documenti inediti, e trattati di medicina appartenenti alla scuola medica salernitana, raccolti e illustrati*, da G. E. T. Henschel, C. Daremberg, e S. Renzi, *premessa la storia della scuolare publicata a cura* di S. de Renzi. Napoli, 1852-1859, 5 vol. in-8.

jecta de l'École de Salerne ; et les autres ouvrages renfermés dans le manuscrit de Breslau ne pouvaient ni satisfaire notre curiosité mise en éveil, ni suffire à épuiser le fonds de la médecine salernitaine. D'ailleurs, tous les témoignages concordaient pour établir qu'on avait beaucoup écrit à Salerne, et que les ouvrages sortis de cette ville avaient défrayé pendant la seconde période du moyen âge, les compilateurs, plusieurs commentateurs, et même un assez grand nombre d'écrivains originaux. Une telle fécondité, et des emprunts si nombreux, devaient faire supposer que le temps avait sauvé dans quelques vieux parchemins les débris de l'enseignement salernitain. La veine une fois ouverte, il fallait la suivre jusqu'au bout, car, il n'y a point de lacunes réelles dans l'histoire. Le chercheur d'or ne se laisse, ni décourager par la fatigue, ni détourner par des affirmations mensongères et intéressées, ni surprendre par de trompeuses apparences ; il ne lâche pas le filon une fois qu'il l'a rencontré. C'est en imitant le chercheur d'or qu'il m'a été possible de retrouver presque tous les traités salernitains, ou signalés dans le *Compendium*, ou cités par les auteurs du moyen âge (Voy. l'*Appendice*); et ce sont sans doute les traités les plus importants ; du moins on est en droit de le supposer. Ajoutons qu'il reste encore beaucoup de chances pour découvrir les ouvrages qui jusqu'ici se sont dérobés aux investigations, puisque toutes les bibliothèques n'ont pas été explorées, et que les manuscrits du moyen âge sont innombrables.

II

Tant de monuments, naguère inconnus et mis au jour en moins de dix ans, permettent de tracer un tableau à peu près complet des doctrines et des pratiques médicales à Salerne pendant près de trois siècles; de plus, beaucoup de faits de détail arrivent pour la première fois à la connaissance des érudits; enfin, l'histoire littéraire et la biographie, grâce aux recherches persévérantes et judicieuses de M. de Renzi dans les Archives du royaume de Naples, reposent maintenant sur les bases les plus solides. Mais aujourd'hui comme hier, on en est réduit aux conjectures sur les origines de cette école, la première en date et de beaucoup la plus célèbre parmi toutes celles qui ont été fondées en Occident après la chute de l'empire romain.

A quel moment précis l'institut salernitain a-t-il pris naissance? Quelles circonstances ont favorisé ses premiers développements? Quels sont les premiers maîtres qui ont enseigné à Salerne? Y a-t-il eu dans cette ville, avant la fin du neuvième siècle, autre chose qu'une réunion de médecins cosmopolites et un concours de malades étrangers, attirés, ceux-ci par la douceur du climat et l'heureuse situation de la cité [1], ceux-là par l'affluence même des malades? C'est ce qu'il serait très-difficile de déci-

[1] Voyez S. de Renzi, *Topografia di Napoli*, etc. et E. Carrière, *Le Climat de l'Italie sous le rapport hygiénique et médical*. Paris, 1849, in-8, p. 116 et suiv.

der. Les plus anciens chroniqueurs ou annalistes, qui ont tant parlé de Salerne, n'ont presque rien dit de son École de médecine. La légende, qui résiste même aux plus brillantes clartés de l'histoire, avait ici le champ libre, et n'a pas manqué de trouver la solution de problèmes qui demeureront peut-être à jamais insolubles. Ainsi on a prétendu que l'école de Salerne avait été fondée par les Sarrasins; mais les premières invasions des Sarrasins en Sicile et en Italie (elles datent du milieu du neuvième siècle) n'avaient d'autre but que le meurtre et le pillage; rien, dans ces courses dévastatrices ne ressemblait au désir de fonder ou de soutenir des institutions scientifiques et littéraires. Ajoutez à cela que les Sarrasins n'ont jamais séjourné à Salerne, et que, dans les ouvrages salernitains écrits avant Constantin, c'est-à-dire avant la fin du onzième siècle, il n'y a nulle trace de la médecine arabe. C'est une invasion d'un tout autre genre, une invasion pacifique, le mutuel échange de lumières qui, trois siècles plus tard, importait en Occident, et d'une manière qui pouvait sembler définitive, cette médecine arabe dont Constantin avait donné un avant-goût par ses nombreuses traductions.

C'est pour avoir oublié ou entièrement méconnu la succession naturelle des faits qu'on n'avait tenu compte ni des écoles latines qui remplacèrent les écoles grecques, ni des traductions latines qui succédèrent si rapidement aux originaux grecs, ni de l'intervention puissante des monastères pour le salut de la science et des lettres; c'est enfin pour avoir préféré le merveilleux à la noble simplicité de l'histoire qu'on est allé chercher si loin les Sarrasins, quand on avait si près de soi les véritables auteurs de la rénovation ou de la conservation des études en Occident : ces instituts littéraires, ces traductions, ces moines, ces laïques, qui tous concouraient depuis deux siècles au même but, existaient bien avant que les Sarrasins songeassent à ravager l'Italie, et renouent, au milieu des plus extrêmes désastres, l'antiquité classique à la Renaissance du treizième siècle. Il n'y a pas plus d'interruption dans le règne de l'intelligence que dans le règne de la matière; et supposer que, depuis la première création, quelque chose ait pu sortir de rien, c'est se montrer ignorant des lois les plus essentielles de l'histoire et de la marche naturelle de l'esprit humain.

Nous ne nous arrêtons que pour mémoire à cette autre légende qui fait intervenir, pour la fondation de l'École de Salerne, quatre personnages presque mythologiques : un *Arabe* (Adela), un *Juif* (Helinus), un *Grec* (Pontus), et un *Latin* (Salernus) : c'est là une personnification des quatre éléments qu'on supposait devoir exister dans les doctrines salernitaines; c'est aussi une façon de jeter un certain lustre sur une École à l'érection de laquelle avaient dû forcément concourir les quatre peuples qui, au moyen âge, résumaient en eux toute la culture intellectuelle. Pour Salerne, ce nombre quatre paraît sacramentel : quatre maîtres fondent l'école, quatre maîtres commentent la *Chirurgie*

de Roger, écrite elle-même par Roger et trois compagnons. Il y a aussi les *Pilules* des quatre maîtres salernitains.

Affirmer avec Ackermann que Constantin, qui florissait vers l'an 1075, a été le vrai fondateur de l'École de
Salerne, et qu'avant lui, c'est-à-dire avant la venue des
Arabes, les médecins salernitains n'avaient aucune réputation et ne formaient pas un corps enseignant ; c'est aller
contre tous les témoignages historiques. L'évêque de Ver-
dun, Adalbéron, vient à Salerne en 984 pour se faire traiter
(probablement de la pierre) par *les médecins* ; — au rapport
de Léon d'Ostie, l'abbé du mont Cassin, Desiderius (Didier),
qui occupa le siége pontifical sous le nom de Victor III, vint
à Salerne aux environs de l'an 1050, pour y chercher quelque soulagement à une grave maladie de langueur, con-
tractée par une abstinence excessive et par des veilles pro-
longées ; — Pierre d'Amiens, vers le milieu du onzième
siècle, se loue beaucoup de Gariopuntus, un des maîtres de
Salerne, déjà vieux, homme très-honnête et versé dans les
lettres médicales ; — en 1059, si l'on en croit Odéric Vital,
Rodolphe, surnommé Mala-Corona, se rend dans cette ville,
« où se tenaient, depuis les temps reculés, les meilleures et
les plus célèbres Écoles de médecine. » Ce Rodolphe était si
bien rompu aux discussions sur les sciences naturelles qu'il
ne put trouver à Salerne, pour lui tenir tête, qu'une matrone fort savante, laquelle est peut-être Trotula elle-même,
dont nous parlerons bientôt. Un peu moins de quarante
ans après Constantin, Roger, qui n'était encore que comte

de Sicile, confirme pour tout l'univers les *anciens priviléges* de l'École et du Collége des docteurs. Alphanus II, qui
était mort avant que Constantin fût connu dans l'histoire
littéraire, faisant l'éloge de Salerne, a écrit ce vers :

> Tum medicinali tantum florebat in arte.

Dans sa chronique, sous la date de 1075, Romualdus
Guarna parle de la renommée depuis très-longtemps acquise à la ville de Salerne, dont il était archevêque (1157-
1181), et où il avait exercé la médecine avec tant de succès qu'il était appelé en consultation dans les cas difficiles
auprès des plus grands personnages et même des têtes
couronnées. Avant Constantin, l'histoire fait mention de
plusieurs médecins, dont quelques-uns ont déjà l'épithète
de *maîtres*. Enfin, il n'est pas bien certain que Constantin
lui-même ait jamais habité Salerne ; Pierre Diacre nous
le représente composant ses ouvrages au mont Cassin ; et
nulle part on ne lui donne le titre de *maître*.

M. de Renzi n'a pas eu de peine à établir que la fondation de l'École de Salerne ne peut être attribuée ni aux
princes lombards du Bénévent, vers le milieu du septième
siècle, ni aux Bénédictins, vers l'an 700 ou vers l'an 900.

M. Meyer (de Kœnigsberg), le savant auteur d'une
excellente *Histoire de la botanique ancienne* [1], pense que
l'École de Salerne a été dans le principe une espèce de
franc-maçonnerie médicale ; et M. Puccinotti, dans sa

---

[1] M. Meyer est mort avant d'avoir terminé son ouvrage, qui s'arrête au
quatrième volume.

Storia della medicina [1], l'un des meilleurs ouvrages qu'on ait écrits sur l'histoire des sciences médicales, soutient qu'elle a été créée par une corporation bénédictine, à laquelle se sont affiliés peu à peu des laïques. Mais je crois que les choses se sont passées tout autrement : je ne vois dans les plus anciens écrits salernitains, soit en prose, soit en vers, aucune trace de doctrines sacrées, ni aucun enseignement réservé aux initiés ; l'histoire mêle indistinctement des noms de laïques à des noms de clercs. Dès les temps les plus anciens, je ne trouve que des livres et des autorités laïques ; la *Somme médicale*, dont j'ai déjà parlé est un ouvrage tiré des sources classiques ; aussi, malgré l'opinion contraire professée par MM. Meyer et Puccinotti, je tiens avec M. de Renzi pour l'origine et la constitution laïques de l'École de Salerne, tout en reconnaissant que les moines et les clercs séculiers ont pratiqué et enseigné la médecine à Salerne et qu'ils y ont composé des ouvrages. C'est, du reste, la condition de presque tous les instituts fondés ou transformés pendant cette première partie du moyen âge.

Ce qui est désormais incontestable, grâce aux savantes et judicieuses recherches de M. de Renzi, c'est que les archives du royaume de Naples nous fournissent des noms de médecins salernitains dès l'année 846 ; il est encore certain que les textes des onzième et douzième siècles s'accordent à présenter l'École de Salerne comme fort an-

1 Livorno, 1855, t. II, p. 247 suiv.

cienne ; de plus, ce titre même d'*École*, réservé dans la langue du temps à une réunion de savants chargés officiellement d'un enseignement, prouve qu'il ne s'agit pas de médecins isolés, mais bien d'un institut médical dont les membres prirent d'abord le titre de *Maîtres*, celui de *Docteur* n'apparaissant qu'au treizième siècle, dans la *Chirurgie* de Roger. Il ne serait pas impossible que Salerne, dont Horace vante déjà la salubrité, ait vu se former, à une époque très-voisine de la chute de l'empire romain, une véritable école médicale, où dominait l'élément laïque, mais où le clergé tenait également une grande place, puisque nous y voyons figurer des évêques, des prêtres et de simples clercs.

Si, de plus, on se rappelle l'importance que les lois barbares promulguées à cette époque donnent aux médecins et à la médecine, et si, d'un autre côté, on considère que, dans le *Code lombard*, publié par l'illustre Troja, on trouve des médecins, désignés par leurs noms, pour un grand nombre de villes d'Italie, l'existence et la réputation spéciale, à une époque reculée, de l'École de Salerne ne seront plus un fait isolé dans l'histoire littéraire.

De l'an 1000 à l'an 1050, les noms se multiplient, les documents abondent, et surtout les ouvrages de cette époque, qui sont arrivés jusqu'à nous, sont d'irrécusables témoignages du développement rapide qu'avait pris l'École de Salerne.

III

Mais cette École qu'on trouve tout à coup si florissante dès le commencement du onzième siècle, comment la rattacher aux écoles grecques qui avaient pour ainsi dire colonisé toute l'Italie et une partie des Gaules sous les premiers empereurs? La chaîne ne pouvait point avoir été interrompue, et cet éclat jeté sur la médecine par les maîtres de Salerne devait faire nécessairement supposer qu'antérieurement la science n'était ni aussi barbare, ni autant livrée à un fanatisme aveugle, que les historiens aiment à le répéter. Un texte de Cassiodore [1], qui écrivait au commencement du sixième siècle, nous explique comment les choses ont dû se passer, non-seulement pour Salerne, mais pour tout l'Occident ; et de leur côté, les manuscrits nous enseignent comment elles se sont passées en réalité. Cassiodore dit à ses moines : « Si la littérature grecque ne vous est pas familière, lisez Dioscoride, Hippocrate, Galien (*la Thérapeutique à Glaucon*), traduits en latin, Cœlius Aurelianus et bien d'autres livres que vous trouverez dans la bibliothèque ; » les manuscrits disséminés dans un très-grand nombre de bibliothèques d'Europe m'ont appris que, dès le sixième siècle, c'est-à-dire dès l'époque où, par suite du malheur des temps, la langue grecque cessa d'être répandue en Italie, il se fit, pour répondre aux besoins impérieux de la vie et de l'intelligence, une foule de traductions des

---

[1] *De Instit. divin. litter.*, cap. XXXI.

auteurs didactiques. Hippocrate [1], Dioscoride, Galien [2], Soranus, Rufus [3], Moschion, Oribase [4], et bien d'autres encore,
ont été transportés du grec dans un latin plus ou moins
littéraire, plus ou moins compréhensible. Ces traductions
étaient dans toutes les mains intéressées; elles servaient
de texte aux leçons, de guide auprès des malades. De plus,
une *Somme médicale,* tout empreinte de la doctrine méthodique, de cette doctrine hétérodoxe combattue par Galien avec tant de violence, paraît avoir joui d'une très-
grande faveur dès le début du moyen âge. Cette Somme
médicale, que j'ai fait connaître le premier, et qui se
compose d'extraits empruntés à différents auteurs, traitant des fièvres et d'autres maladies *a capite ad calcem,*
a été remaniée à son tour et mise à la fois en meilleur
ordre et en meilleur latin, par un médecin salernitain
du nom de Gariopuntus ou Garimpotus, à qui l'on doit
d'autres compilations et qui écrivait vers l'an 1040, comme
l'a établi M. de Renzi, d'après des documents de grande
valeur trouvés par lui aux archives de la Cava.

Voilà donc établi un fait aussi intéressant pour l'histoire

[1] *Œuvres complètes,* traduction nouvelle avec le texte en regard, collationné sur les manuscrits et toutes les éditions, accompagnées d'une introduction, de commentaires médicaux, de variantes et de notes philologiques,
suivies d'une table générale des matières, par E. Littré. Paris, 1839-1861,
9 vol. in-8.

[2] *Œuvres anatomiques, physiologiques et médicales,* traduites sur les
textes imprimés et manuscrits, par le docteur Ch. Daremberg. Paris, 1854-
1856, 2 vol in-8.

[3] *Œuvres,* trad. par le docteur Ch. Daremberg. 1 vol. gr. in-8.

[4] *Œuvres,* trad. par les docteurs Bussemaker et Daremberg. Paris, 1851-
1851, 4 vol. in-8.

générale que pour l'histoire de la médecine : la continuation des études scientifiques en Occident par les traductions latines des auteurs classiques, et surtout par la *Somme médicale* déjà fort estimée, mais introduite solennellement à Salerne et, de là, répandue peu à peu dans tout le reste de l'Occident sous sa nouvelle forme ; car, bien après la chute de l'empire, et quand tous les liens sont depuis longtemps rompus entre les provinces et la métropole, c'est encore l'Italie qui reste l'institutrice du monde occidental ; c'est d'elle que procèdent tout le mouvement de la civilisation par ses institutions et toute la culture intellectuelle par ses écoles et par ses livres, lors même qu'elle emprunte les livres à des sources étrangères.

Au temps de Galien il y avait en présence trois doctrines : l'*Empirisme*, qui prétendait reposer uniquement sur l'observation ; le *Méthodisme*, qui cherchait les causes de toutes les maladies dans le *resserrement* et le *relâchement* ; enfin le *Dogmatisme*, c'est-à-dire la doctrine d'Hippocrate et de Galien, la doctrine orthodoxe qui reposait sur la théorie des humeurs, de leurs qualités élémentaires et des forces naturelles. Galien avait combattu avec acharnement les deux doctrines hérétiques, surtout le *méthodisme*, et l'on croyait généralement que le *galénisme* avait complétement triomphé ; c'est une erreur considérable, ainsi que l'étude des manuscrits m'a permis de le constater. D'une part le désordre même qui suivit la chute de l'Empire semble avoir brisé partout le prestige de l'autorité : on méconnaît celle de Galien, comme on s'insurge contre celle des

Césars ; d'une autre part les compilations et les encyclopédies qui succédèrent aux grands traités didactiques, en confondant tous les rangs et en mettant tous les noms sur le même plan, enlevèrent quelque chose au prestige de Galien dont la prolixité même ne convenait guère à des hommes pressés de vivre et pressés de s'instruire ; de telle sorte que les livres pratiques, de quelques mains qu'ils sortissent, furent d'abord traduits, et parmi ces livres, ceux des méthodiques tenaient le premier rang. Les ouvrages de Soranus, par exemple, furent mis de très-bonne heure en latin par Cœlius Aurelianus ; Cassiodore recommande la lecture de ce dernier auteur, en même temps que celle d'Hippocrate et de la *Petite Thérapeutique* de Galien. Voilà, si je ne me trompe, la véritable explication de ce curieux mélange de galénisme et de méthodisme, de doctrines orthodoxes et de notions hérétiques, qu'on remarque dans les plus anciens manuscrits dont personne jusqu'ici n'avait soupçonné l'existence, bien qu'ils soient répandus dans toute l'Europe.

S'il faut en juger par la *Pratique* de Petrocellus (vers l'an 1035), aussi bien que par le *Passionnaire* de Gariopuntus (ce sont les deux plus anciens ouvrages qui nous soient parvenus), le caractère de la médecine salernitaine avant l'an 1050 ne fait pas exception à la règle : c'est une association du méthodisme par les doctrines, et du galénisme par les recettes : toutefois, pour les doctrines on retrouve plutôt le méthodisme dans les détails que dans certaines propositions générales. Petrocellus, l'auteur de la *Somme médicale*, et surtout Gariopuntus, n'ayant travaillé que de seconde main, n'ont pas une idée bien nette du *resserrement* et du *relâchement* auxquels Themison attribuait la cause de toutes les maladies. Ce sont les circonstances fortuites que je viens de signaler, plutôt que le libre choix, qui ont mis des livres méthodiques aux mains des premiers médecins salernitains. On pourrait dire qu'ils étaient méthodiques sans le savoir; on les surprend même à se croire de la meilleure foi du monde les défenseurs du galénisme le plus pur, quand ils ne sont que les échos de la doctrine réprouvée.

Aussitôt que l'ordre commença à renaître, l'influence de Galien reprit assez vite le dessus : les écrits salernitains, depuis le milieu du onzième siècle jusqu'à l'an 1220 (les traductions de Constantin sont pour ainsi dire un épisode vers la fin de ce même onzième siècle), procèdent de la vraie doctrine d'Hippocrate et de Galien, connue par d'assez nombreuses traductions latines. Salerne reçoit et garde le surnom glorieux de « Cité hippocratique. » (*Civitas hippocratica.*) Un simple titre d'ouvrage, donné en passant par Paul Diacre, établit ces assertions d'une manière positive : Alphanus II, qui florissait vers l'an 1050, fut, soit comme évêque, soit comme médecin, soit enfin comme prenant part au gouvernement des affaires publiques, un des hommes les plus considérables de son temps; entre autres livres qu'il avait écrits, Paul cite un traité *Des quatre humeurs du corps humain* [1]. Ce même Alphanus emportait avec lui à Florence, lorsqu'il se rendit

[1] Ce traité ne serait-il pas précisément celui que M. de Renzi (*Collect.*

de Salerne auprès du pape Victor II, plusieurs manuscrits et une grande quantité de médicaments. On conserve encore au mont Cassin la fameuse bulle d'Alexandre II pour l'érection de la basilique bénédictine, bulle sur laquelle Alphanus et beaucoup d'autres illustres personnages ont mis leurs signatures.

On ne trouverait rien non plus d'hétérodoxe dans les écrits qui nous restent de Trotula (vers l'an 1059), femme médecin (*magister Trota* ou *Trotula*, comme s'exprime le *Compendium salernitanum*), issue de la noble famille des Roger. Toutes les pages sorties de sa main respirent le galénisme le plus irréprochable, aussi bien les chapitres qui nous ont été conservés dans le *Codex salernitanus* que l'abrégé de son ouvrage *Sur les maladies des femmes*, publié soit sous son nom, soit sous celui d'Éros, médecin de l'impératrice Julie. Grâce aux patientes investigations de M. de Renzi, la personne de Trotula n'appartient plus à la légende, et son nom n'est plus un mythe.

On sait maintenant qu'elle ne s'occupait pas seulement des maladies des femmes et des accouchements, mais encore de toutes les autres branches de l'art de guérir. Ainsi dans le *Compendium salernitanum*, il y a des chapitres empruntés à Trotula sur les maladies des yeux et des oreilles ; sur les affections des gencives et des dents ; sur le vomissement ; sur les douleurs intestinales ; sur les

---

salern., t. II, p. 411-412), a publié pour la première fois d'après un manuscrit de Florence, sous le titre de *Quatuor humoribus ex quibus constat humanum corpus?*

moyens de relâcher ou de resserrer le ventre ; enfin, sur la pierre. — Dans le traité *Des maladies des femmes* que nous avons sous le nom de Trotula, et qui est un remaniement du traité original, je ne puis signaler ici que le conseil de prendre des bains de sable de mer à l'ardeur du soleil, pour faire maigrir les femmes par l'excès de la transpiration ; le chapitre sur le choix d'une nourrice, laquelle doit être fraîche, gracieuse, exempte de tout souci ; enfin cet autre chapitre sur les soins à donner au nouveau-né, et dans lequel se trouve la recommandation encore trop suivie, de façonner, par une sorte de pétrissage, la tête, le nez et les autres membres, qu'on doit strictement envelopper de langes. La dentition et l'apprentissage de la parole sont l'objet de soins particuliers ; il y a les petits hochets recouverts de sucre ou de miel pour adoucir les gencives, les images pour récréer la vue, le doux langage et les petites minauderies pour donner à l'enfant une voix délicate.

Trotula vivait à Salerne ; cela est prouvé par les extraits du *Compendium salernitanum*, et par le traité *Des maladies des femmes*, où il n'est pas difficile de relever plusieurs passages qui prouvent qu'elle exerçait dans cette ville ; elle y enseignait et y pratiquait probablement vers 1059 : c'est elle, sans doute, qu'Oderic Vital avait en vue quand il dit que Rodolphe Mala-Corona ne trouva à Salerne, en 1059, personne en état de disputer avec lui, sinon « une matrone fort savante » (*quamdam sapientem matronam*). Le nom de Trotula, ou Trotta, ou Trocta, est assez fréquent à Salerne, au onzième et au douzième siècle ; c'est là encore un argument en faveur de l'année 1059, assignée par M. de Renzi pour l'époque où florissait Trotula. Il n'est pas non plus hors de vraisemblance que Trotula ait été la femme de Jean Platearius, souche d'une illustre famille de médecins.

Nous voyons, du reste, par une foule de textes empruntés aux auteurs salernitains, qu'il y avait à Salerne un grand nombre de femmes-médecins, qu'elles y étaient fort recherchées par les malades et fort estimées par les Maîtres de l'école, qui les citent comme de respectables autorités. Ainsi les deux Platearius, dans le *Circa instans* et dans la *Practica*, mentionnent un *onguent singulier* contre les coups de soleil, un autre onguent d'odeur suave pour adoucir la peau, des poudres pour arrêter la chute des cheveux, des pilules contre la dysurie. Ces mêmes femmes-médecins prescrivaient la bryone à leurs nobles clientes pour rougir la face ; elles avaient imaginé des pâtes, des poudres pour orner le visage ; des pommades contre les hémorrhoïdes ; des suppositoires ; des épithèmes pour les affections intestinales ; des pilules pour combattre la dysurie et la strangurie. Il y a aussi çà et là quelques recettes superstitieuses qui appartiennent bien plus aux bonnes femmes qu'aux médecins ; mais dans ce temps, comme dans le nôtre, on trouve plus d'un médecin qui se fait bonne femme.

Le *Commentaire* de Bernard le Provincial sur les *Tables* de maître Salernus, Commentaire écrit probablement au milieu du douzième siècle, contient de nouveaux renseignements sur la pratique des femmes salernitaines,

tout en confirmant plusieurs de ceux que nous fournissent le *Circa instans* et la *Practica*. Dans Bernard, nous
trouvons le *Pain des anges* et les *Hosties de la louange*,
dont le suc de tithymale faisait la base, et qui étaient destinés à combattre les maladies engendrées par le phlegme ;
une préparation de poudre d'euphorbe et d'œufs contre
les engelures ; le galbanum contre la suffocation ; l'emploi, comme le conseille aussi Trotula, de la spatule fétide ou de la vigne vierge macérées dans le miel, « pour
réparer des ans l'irréparable outrage ; » des onguents contre la paralysie, des fumigations avec des vapeurs d'anti-
moine pour la toux, ou de feuilles d'olivier pour les enfants paralytiques ; des onctions d'aloès macéré dans l'eau
de roses contre les tuméfactions de la face, surtout contre
celles qui ont une origine venteuse ; et bien d'autres recettes.
Le même Commentaire nous fait connaître aussi certaines
pratiques ou passablement dégoûtantes ou tout à fait superstitieuses, auxquelles se livraient les femmes de Salerne,
médecins ou non médecins. En voici quelques-unes : manger
elles-mêmes et faire manger à leurs maris des excréments
d'âne frits dans la poêle, pour combattre la stérilité ; manger du cœur de truie farci, pour oublier les amis morts ; —
pour faire un onguent propre à guérir la mélancolie et toutes les autres maladies froides, on devait cueillir les plantes et en particulier la bétoine, le jour de l'Ascension, vers
la troisième heure, en disant un *Pater noster* ; le jour des
Cendres, les femmes auront soin de prendre, au premier
service, des cardons et de la petite laitue, pour ne pas

trop dessécher et ne pas avoir trop soif pendant le Carême. Bernard nous apprend également que les femmes de Salerne savaient mettre à profit leurs connaissances botaniques pour se livrer à de petites malices : par exemple, après avoir saupoudré des roses avec de l'euphorbe, elles les faisaient sentir aux jeunes gens, qui ne manquaient pas d'éternuer d'une façon déplorable, aux grands applaudissements de ces charmantes espiègles.

IV

L'histoire nous fournit encore, avant Constantin, les noms de Jean Platearius l'Ancien, mari de Trotula, et cité plusieurs fois par son fils Jean Platearius II, auteur de la *Practica* ; celui de Cophon l'Ancien, dont l'existence a été révélée par un savant médecin de Salerne, le docteur Santorelli, et qui est sans doute le même Cophon dont il est fait mention par Trotula, dans son traité *Des maladies des femmes* ; enfin celui de Petronius ou Petroncellus, dont le nom se lit en tête d'un grand nombre de chapitres du *Compendium salernitanum*. Déjà dans la *Practica* de Petronius commence à figurer la matière médicale orientale ; mais ici encore il semble que ce soient plutôt les relations commerciales que les traductions faites sur l'arabe, qui ont mis les deux mondes en communication.

L'influence de Constantin, je l'ai déjà dit, n'a pas, en ce qui touche Salerne, été aussi grande qu'on le croit généralement. Ce n'est point au milieu du onzième siècle, mais vers la fin du douzième, que la médecine arabe s'est

substituée dans l'École de Salerne, comme dans le reste de
l'Occident, à la médecine gréco-latine. Il n'y a guère à
cette époque que la pharmacologie qui se soit enrichie de
formules nouvelles. D'ailleurs, en changeant, pour ainsi
dire, le costume grec pour le costume arabe, la science
restait toujours au fond purement galénique par les doctrines, puisque la médecine arabe n'est dans son ensemble
qu'une *traduction* ou qu'un travestissement de la médecine grecque.

A l'époque de Constantin, et surtout quelque temps
après lui, la médecine avait pris à Salerne un si grand
accroissement, que la base sur laquelle elle s'appuyait ne
suffisait plus pour la soutenir; le fonds des traductions
latines était épuisé; il fallait des ouvrages plus considérables et plus complets, des ouvrages où tout l'ensemble
des connaissances médicales se trouvât compris; mais on
ne savait plus assez de grec pour s'alimenter aux sources
vives et pures ou pour multiplier les traductions. Constan-
tinople n'a plus guère de rapport avec Rome que par les
disputes théologiques; c'est alors que la littérature syria-
que, qui se composait elle-même en grande partie de traductions faites sur le grec, passe aux mains des Arabes, et
que le nouvel Orient se révèle dans sa puissante jeunesse
à l'Occident, dont les forces intellectuelles commençaient
à chanceler. Ici encore apparaît dans toute sa force la loi
qui préside à l'évolution régulière et presque fatale des
sciences, et qui les préserve, tantôt par un moyen et
tantôt par un autre, d'une inévitable décadence. Au

début du moyen âge, ce sont les traductions latines faites sur le grec qui sont ce moyen de salut ; vers la fin du douzième siècle, ce sont les traductions latines faites sur l'arabe, qui aident à la conservation de la médecine et semblent lui donner un nouvel essor. L'introduction des auteurs arabes en Occident eut donc un immense avantage ; mais elle eut aussi pour inconvénient d'arrêter le travail libre et spontané qui se remarque dans toute l'Italie et surtout à Salerne, où les maîtres se citent aussi volontiers entre eux qu'ils citent les écrivains grecs.

Quelques efforts et quelques livres de plus, la médecine occidentale pouvait peut-être se suffire à elle-même et reprendre un nouvel essor ; mais les livres manquant, les efforts furent bientôt épuisés. Donc la *Renaissance anticipée* du treizième siècle, comme l'a si bien nommée M. Littré, fut à la fois, ainsi que la grande Renaissance du seizième siecle, un écueil pour le libre mouvement de la science, et une nouvelle consécration du principe d'autorité, en même temps qu'elle apparaissait cependant comme un moyen de conservation. Jamais Galien ne fut plus puissant que sous la domination arabe ; et cela n'a rien qui doive étonner, pour peu qu'on se rappelle que dans la première période du moyen âge la grande figure de Galien était pour ainsi dire obscurcie par la multitude des traductions d'autres auteurs, tandis qu'elle apparaît au premier plan et presque seule dans les ouvrages arabes. Ajoutons encore que cette première partie du moyen âge réputée si barbare est précisément l'une des plus fécondes et des plus agitées de l'histoire, tandis que la période suivante est au contraire marquée par un malaise presque universel; nous touchons aux temps où la pensée va se laisser enchaîner par les formules despotiques de l'école. Aristote règne en même temps que Galien.

C'est, du reste, le propre de l'esprit humain, de s'arrêter pour revenir violemment en arrière, au moment où il semblait porter en lui-même les germes les plus vivaces de son parfait et entier développement : il faut toujours qu'il arrive un instant de fatigue, où s'épouvantant de ses progrès et de son émancipation, l'homme invoque des forces étrangères, et prenne comme maîtres ceux qu'il devait seulement choisir comme guides pour achever et compléter l'éducation qu'il s'était donnée.

J'ai établi, je crois, sur des preuves décisives, que Constantin n'avait rien ou presque rien écrit lui-même, que tous ses ouvrages sont des traductions et des plagiats habilement déguisés; enfin qu'il a traduit sur l'arabe et non pas sur le grec[1]. C'est là, si je ne me trompe, le point capital dans l'histoire littéraire de Constantin, et c'est aussi tout ce que j'en veux dire ici, puisque je ne saurais pénétrer fort avant dans l'exposition critique de la médecine salernitaine. Il faut seulement ajouter que Constantin lui-même avait pris soin d'effacer tout ce qui, dans ses traductions, pouvait rappeler une origine suspecte; il supprime

---

1 *Notices et extraits des manuscrits médicaux grecs, français et latins des principales bibliothèques de l'Europe.* Première partie : Mss. d'Angleterre; Paris, 1853; p. 63 suiv.

les noms propres qui ont une tournure trop orientale, bien loin de vouloir substituer ouvertement les livres arabes aux ouvrages gréco-latins ; et, quand il a pris les ouvrages d'autrui, il y met son nom, « afin, dit-il, que quelque voleur ne s'avise pas de lui dérober les fruits de son travail ! »

Les copistes, imitant le zèle de Constantin, ont inséré parmi ses œuvres prétendues un traité, le *Livre d'or sur le traitement des maladies*, composé par son disciple Jean Afflacius, qui paraît avoir exercé à Salerne et qui est aussi auteur d'une compilation *Sur les fièvres*[1], analogue à celle que le *Compendium salernitanum* nous offre pour les autres maladies. Cette compilation figure dans le manuscrit de Breslau, et je veux seulement remarquer ici, à l'appui de ma thèse, que les deux ouvrages d'Afflacius ne portent pas plus de traces de l'influence des Arabes que les œuvres de ses contemporains.

V

Peu après Constantin, nous trouvons sous le nom d'Archimathæus (vers l'an 1100) deux ouvrages de grande importance pour l'histoire de la médecine : l'un, qu'on croyait d'abord anonyme, l'opuscule *Sur la manière dont le médecin doit se comporter auprès des malades*, a aussi pour titre : *De l'instruction du médecin,* ou encore : *Introduction à la pratique médicale* ; l'autre est intitulé : *Pratique*.

L'*Instruction du médecin* est un ouvrage qu'on peut très-

---

[1] *Collect. salern.*, t. II, p. 737-768.

bien rapprocher des écrits hippocratiques intitulés: *La loi*[1];
Du médecin[2]; *Préceptes*[3]; *De la bienséance*[4], et de plusieurs
passages de Galien, comme l'a démontré M. Henschel[5].
Même souci (un peu exagéré ou, si l'on veut, un peu puéril) pour la dignité médicale, même sollicitude pour la
guérison des malades, même soin de prémunir le médecin
contre les dangers moraux de sa profession; de plus, on y
remarque ce sentiment chrétien qui a donné naissance à
la charité, et qui veille au salut de l'âme comme à celui
du corps. On souhaiterait cependant qu'un peu moins de
charlatanisme se mêlât à tant de sages préceptes.

Que le médecin, en allant visiter ses malades, dit Archimathæus, se place sous la protection de Dieu et sous la
garde de l'ange qui accompagnait Tobie. Pendant la route
il s'informera, auprès de la personne qui est venue le chercher, de l'état du patient, afin de se mettre déjà au courant de l'affection qu'il aura à soigner; de sorte que, si,
après avoir examiné les urines et tâté le pouls, il ne reconnaît pas aussitôt la maladie, du moins il pourra, grâce
aux renseignements antérieurs, inspirer confiance au malade, en lui prouvant par ses questions qu'il a deviné quelques-unes de ses souffrances. Il est bon que le malade, avant
la venue du médecin, se confesse ou promette de le faire;

1 Hippocrate, *Œuvres complètes*, trad. par E. Littré. Paris, 1844, t. IV,
in-8, p. 638 et suiv.
2 Hippocrate, *Œuvres*. Paris, 1861, t. IX, in-8, p. 204 et suiv.
3 *Ibid*. Paris, 1861, t. IX, in-8, p. 250 et suiv.
4 *Ibid*. Paris, 1861, t. IX, in-8, p. 226 et suiv.
5 Voy. *Collect. salern.*, t. II, p. 74-80.

car, si le médecin est obligé de l'y engager, il se croira désespéré et l'inquiétude aggravera son mal; d'ailleurs, plus d'une maladie qui provient des désordres de la conscience guérit par la réconciliation avec le Grand Médecin.

> Dignior est anima quam corpus; dignior ejus
> Ergo salus,

dit l'auteur anonyme de la traduction en vers [1].

En entrant, le médecin salue avec un air modeste et grave, ne montre aucune avidité, s'assied pour prendre haleine (ou *pour boire un coup*, suivant d'autres manuscrits); loue, s'il y a lieu, la beauté du site, la bonne tenue de la maison, la générosité de la famille; de cette façon il captive la bienveillance des assistants, et laisse au malade le temps de se remettre de la première émotion. Toutes sortes de précautions sont indiquées pour tâter le pouls et pour examiner les urines; puis l'auteur, qui a si minutieusement réglé le cérémonial de l'entrée du médecin, n'oublie pas de lui donner les meilleurs avis sur la manière de se retirer. Au patient, promettez la guérison; à ceux qui l'assistent, affirmez qu'il est fort malade; s'il guérit, votre réputation s'en accroît; s'il succombe, on ne manquera pas de dire que vous avez prévu sa mort. N'arrêtez pas vos yeux sur la femme, la fille ou la servante, quelque belles qu'elles soient; ce serait forfaire à l'honneur, et compromettre le salut du malade en attirant sur

---

[1] *Poema medicum* dans *Collect. salern.*, t. IV, p. 148. — Voy. l'*Appendice* à la suite de cette *Introduction*, p. LXVII.

sa maison la colère de Dieu. Si on vous engage à dîner, *comme c'est l'habitude*, ne vous montrez ni indiscret, ni exigeant. A moins qu'on ne vous y force, ne prenez pas la première place, bien qu'elle soit réservée *au prêtre et au médecin*. Chez un paysan, mangez de tout sans faire aucune remarque sur la rusticité des mets; si, au contraire, la table est délicate, ayez soin de ne pas vous laisser aller au plaisir de la bouche; informez-vous de temps en temps de l'état du malade, qui sera charmé de voir que vous ne pouvez pas l'oublier même au milieu des délices du festin. En quittant la table, allez auprès de son lit, assurez-le que vous avez été bien traité, et surtout n'oubliez pas de montrer beaucoup de sollicitude à régler son propre repas.

Archimathæus s'étend fort au long sur les diverses espèces d'alimentation, suivant les maladies; mais il entre dans des détails beaucoup trop techniques pour que nous le suivions sur ce terrain. Son contemporain Musandinus s'est mis plus à la portée des lecteurs de Carème ou de Brillat-Savarin; nous lui emprunterons tout à l'heure quelques passages de son traité, après avoir pris congé du malade que nous avons laissé, à la première visite du médecin, en piteux état, mais que nous retrouvons en pleine convalescence, entouré de ses amis et de sa famille qui le provoquent à la gaieté. Le médecin doit prendre, à son tour, l'air joyeux et hasarder quelques petites plaisanteries :

> Amodo de nobis modicum curabitis, et jam
> Nos proferre decet aliis quærentibus illud,
> Vobis demissis, *Evangelium Galieni*,

ainsi que s'exprime encore le traducteur en vers; puis il demande honnêtement son salaire, se retire en paix, le cœur content et la bourse pleine[1], après avoir adressé à son client mille actions de grâces, accompagnées de pieuses recommandations.

La *Practica* d'Archimathæus débute à peu près comme l'*Introductio*. L'auteur s'adresse également à quelques amis, qu'il veut instruire par sa propre expérience, comme il avait voulu les diriger par ses conseils; les sentiments religieux y sont les mêmes. Archimathæus ne se propose pas de faire un ouvrage didactique et méthodique, il n'a d'autre prétention que de raconter, sans suivre un ordre rigoureux, ce qu'il a observé, et d'indiquer les cas où, avec l'aide de Dieu, il est arrivé à un heureux résultat. Nous avons donc sous les yeux une véritable *Clinique*, le premier ouvrage en ce genre que l'histoire ait à signaler depuis les *Épidémies* d'Hippocrate, une clinique où le diagnostic laisse sans doute beaucoup à désirer, mais où l'on peut remarquer cependant plus d'un trait qui révèle un praticien exercé, un bon observateur, et un thérapeutiste hardi qui ne craint pas, par exemple, d'employer les fumigations arsenicales dans le catarrhe chronique; puis remarquons de suite que les doctrines et la thérapeutique sont d'Hippocrate et de Galien, mais non pas des Arabes.

L'ouvrage est trop exclusivement scientifique pour que

---

1 Voyez pour la question des honoraires, les vers fort curieux de l'*École de Salerne. Dixième partie. — Pratique médicale : Pour prévenir l'ingratitude des malades*, p. 253.

c.

nous nous y arrêtions longtemps ; les nombreuses observations que rapporte l'auteur n'ont d'intérêt que pour
l'histoire de la science, et n'offrent d'autre particularité à
noter en ce qui concerne les mœurs médicales que la distinction établie assez fréquemment entre les vrais médecins, les médecins *vulgaires*, les spécialistes et les médecins droguistes, tous gens de médiocre instruction et de
conscience plus médiocre encore.

VI

Comme expression d'un retour vers les anciennes doctrines de l'École de Salerne, comme une sorte de protesta-
tion contre l'insidieuse invasion des Arabes, et comme
prédilection marquée pour le *Passionnaire* de Galien
(ce *Passionnaire* n'est autre chose que la *Somme* ou le *Gariopuntus*), les écrits de Bartholomæus et ceux de Cophon
le jeune (entre 1100 et 1120) ont un grand intérêt pour
l'histoire ; ils montrent en même temps combien il y avait
de liberté d'esprit dans l'École de Salerne et combien on a
exagéré l'influence de Constantin. Ajoutons que Bartholomæus et Cophon écrivaient un peu mieux que leurs contemporains ; et, ce qui importe encore davantage, que Cophon a décrit certaines maladies dont il n'est pas question
dans les traités des autres médecins de Salerne, par exemple : l'ulcération du palais et de la trachée, les polypes ; les
scrofules de la gorge, les condylomes, etc. ; enfin remarquons Bartholomæus et Cophon professant certaines opinions

particulières sur l'origine et la classification des fièvres.

A l'exemple de presque tous les médecins de son temps et aussi des temps antérieurs, Cophon distingue la médecine des pauvres de celle des riches, non qu'il paraisse avoir moins de souci des pauvres que des riches, mais par ce seul principe que les riches sont délicats et veulent être guéris agréablement, tandis que les pauvres veulent seulement être guéris et craignent la dépense. C'est ainsi qu'il purge les nobles avec de la rhubarbe réduite en poudre très-fine, et les paysans avec une macération de mirobalanum, sucrée ou non sucrée. De leur coté, les *Quatre Maîtres*, commentateurs de la chirurgie de Roger et Roland, nous apprennent qu'on édulcore les potions avec du sucre ou avec du miel suivant que le patient est noble ou roturier ; — chez les pauvres, sur les fractures on met soit de la fiente de porc, de mouton ou de bœuf cuite dans du vin, et à défaut de vin dans de l'eau, soit une espèce d'onguent composé de poireaux cuits et de chair de porc ; chez les riches, on se sert de bol d'Arménie, de farine de fèves et de plantins broyés avec de l'excellent vinaigre ; — pour mûrir les abcès des riches on prescrit l'ognon de lis et de l'axonge ; — pour le goître, Roger recommande le *baume* en friction aux personnes de sang royal, ou élevées en dignité ; pour celles d'une condition inférieure, il ordonne le lapadium et l'axonge ou autres onguents de peu de valeur ; — les fistules des riches se guérissent avec une potion fort compliquée, celles des pauvres avec le suc d'ortie grecque bue pendant un an ; —

il y a aussi en faveur des riches, des appareils particuliers pour soutenir, après le pansement, le bras fracturé.

Bernard le Provincial recommande le vin pour les estomacs délicats des archevêques ; il ajoute que, ces mêmes estomacs ne pouvant pas supporter les médecines vomitives, il faut, comme le pratiquait l'archevêque Alphanus, prescrire le vomissement après le repas, ce qui est la méthode la moins nuisible et la plus agréable.

Cophon se montre très-attentif à vaincre les répugnances des malades ; il a mille expédients pour faire avaler les plus horribles médecines ; et puisque l'occasion s'en présente, il ne sera pas hors de propos de nous arrêter un instant sur un ouvrage salernitain postérieur de quelques années à celui de Cophon, mais où l'on trouve précisément de curieux préceptes pour la préparation des médicaments et des aliments à l'usage des malades, je veux parler du traité de Musandinus : *De modo præparandi cibos et potus infirmorum*. Voici quelques exemples :

Dans les fièvres aiguës, Musandinus a toutes sortes d'herbes et de légumes préparés simplement, mais avec un certain art, toutes sortes d'émulsions et de loochs pour affriander et soutenir les malades sans fatiguer l'estomac. Il donne aussi à ronger des os de volailles, car les malades se délectent à ronger les os. — Si le malade est faible et s'il faut le nourrir, faites bouillir pendant long-temps une poule grasse, tirez-la du vase, pilez chair et os dans un *beau vase* (car rien ne plaît aux malades comme un beau vase), versez le bouillon sur cette pâte, et faites réduire jusqu'à ce que le tout soit pris en gelée et devienne parfaitement homogène ; après quoi mêlez un peu de mie de pain bien broyée. — Si vous voulez donner un aliment moins solide, délayez du pain bien broyé dans le bouillon de la poule ; passez en exprimant fortement ; mêlez exactement et donnez au malade. — Contre le flux de ventre on emploie, au lieu d'eau simple, de l'eau de rose pour faire cuire la poule ; si toutefois le malade *est pauvre*, on ne fait qu'ajouter un peu d'eau de rose à la décoction. — Pour les fièvres inflammatoires, les préparations alimentaires sont très-compliquées, et semblent plus propres à augmenter le mal qu'à le calmer ; mais c'est une doctrine fort ancienne, et aujourd'hui encore fort populaire, qu'il faut entretenir les forces du malade.

Quand le malade exige du vin et qu'on ne peut pas satisfaire ses appétits malicieux, on mêle un quart de miel blanc à trois quarts d'eau, on y trempe du pain chaud, on passe en pressant, et on donne à boire cette liqueur qui a tout à fait le goût du meilleur vin !

Les médecins se trouvent quelquefois dans un grand embarras quand le malade veut manger et qu'il faut le tenir à la diète : si on donne à manger et que le malade vienne à mourir, on ne manquera pas d'en rejeter la faute sur le médecin ; si on maintient la diète et si le malade s'affaiblit, la nature reste impuissante, et s'il arrive malheur, c'est encore le médecin qui sera accusé. — Que faire ? Tromper le malade quand on ne peut le satisfaire. S'il veut du miel et que le miel lui soit contraire, faites épaissir par la coction du sirop de violettes par exemple ; offrez-lui dans une belle soucoupe ; en un mot : *dorez-lui la pilule*, et il ne se doutera pas du subterfuge. — S'il veut du bœuf, déguisez de la chair de poulet en chair de bœuf. Galien a trompé de cette façon un de ses amis ; de plus il lui a servi du jus de grenade pour du vin rouge, disant qu'il fallait du tel vin pour faire digérer une telle viande. Si le malade trop clairvoyant déjoue toutes les ruses du médecin, si par exemple il veut absolument du miel ou du fromage, donnez-lui du miel blanc et du fromage frais, parce que le miel blanc est moins nuisible que le brun, et le fromage frais moins pernicieux que le fromage salé ; ou bien encore lavez à grande eau le fromage salé, si le malade ne laisse pas même la ressource du fromage frais.

Pour rappeler l'appétit, et faire disparaître le dégoût dans la convalescence des fièvres, Musandinus ne connaît rien de mieux que les saignées répétées, afin de déterger le sang. Si le malade est constipé, purgez-le sans en avertir, afin que si mort s'ensuit, on n'accuse pas le médecin ! Il recommande aussi les épices quand le malade va mieux ; il engage les convalescents à dîner avec leurs amis ; il trouve bon encore qu'on les divertisse pendant le repas, attendu que rien n'aiguise autant l'appétit que la joie.

A côté de préceptes qu'il faudrait se garder de suivre, on trouve dans ce traité plus d'un bon conseil que les médecins d'aujourd'hui pourraient mettre à profit ; quand le diagnostic est fait et que le traitement est prescrit, le médecin se retire, laissant mille petits détails à la merci des parents ou de la garde-malade. Les anciens, et ils avaient grand'-raison, ne dédaignaient pas les importantes minuties.

L'ouvrage de maître Bernard le Provincial, écrit probablement entre 1150 et 1160, est aussi intéressant pour l'histoire de la thérapeutique que le traité de Musandinus est curieux pour l'histoire de la diététique. Bernard, à l'exemple de maître Salernus dont il commente les *Tables*, essaie de simplifier la matière médicale : plus de ces drogues qu'on emprunte aux Alexandrins, plus de ces herbes desséchées qui perdent toutes leurs vertus ; il n'y a de bon que les simples tout fraîchement cueillis dans les champs. Que les pauvres cessent de se plaindre et de verser des larmes sur leur misère qui ne leur permet d'acheter ni la *thériaque* ni *l'antidote doré!* Ce sont d'inutiles inventions du luxe ; il faut mettre un frein à la cupidité des apothicaires et des droguistes ; il faut dévoiler leurs fraudes honteuses et nuisibles ; il faut apprendre au public qu'ils falsifient la manne avec les débris de la canne qui a déjà servi à faire le sucre ou la mélasse ; — le musc avec du sang de bouc ; — la thériaque en y mettant de la robélie au lieu d'orobe, de sorte qu'on ne saurait pas trouver de la bonne thériaque dans tout Salerne. On voit du reste par des ordonnances de police du treizième siècle que les médecins étaient chargés à Salerne, comme en beaucoup d'autres villes, de l'inspection des officines, car à cette époque, la pharmacie paraît assez nettement séparée de la médecine, bien qu'on puisse çà et là remarquer de mutuels empiétements.

Bernard donne un grand nombre de recettes domestiques qui permettent aux malades de se soustraire à l'omnipotence des apothicaires. Je rapporterai les plus curieuses : voulez-vous rendre les prunes laxatives? Pendant le mois de mars au moment de la séve, introduisez entre le bois et l'écorce du prunier un vinaigre purgatif, ou toute autre préparation laxative. — Traitez la vigne de la même manière avec de la scammonée, et vous aurez des raisins purgatifs ; — vous pouvez par le même procédé avoir suivant les couleurs que vous introduisez, des grappes rouges, azurées ou jaunes. — On voit que notre *provincial*, sans être très-versé dans la physiologie végétale, devançait les résultats de l'expérience moderne. En cela il ne faisait que suivre l'exemple de son maître Salernus, lequel recommande de traiter les malades avec la chair d'animaux nourris, pendant leur vie, de substances médicamenteuses. N'est-ce pas là la première idée du fameux lait iodé et du traitement des enfants par les nourrices ?

Multa renascuntur quæ jam cecidere.

Bernard nous apprend aussi qu'on conservait dans leur fraîcheur primitive, les pommes, les cerises, et les grappes de raisins, en les enveloppant de miel ou de vernis. Il indique avec soin d'une part les simples qu'on peut substituer aux médecines composées, et de l'autre les simples qu'il est loisible de remplacer les uns par les autres ; il appelle *vicaires* ou *compagnons* ce que nous nommons *succédanés*. — Toutes les herbes manipulées convenablement avec un corps gras et à la cire peuvent se réduire en onguents. Toutes les plantes dont on boit la décoction très-chaude pour provoquer la sueur, doivent être cueillies le matin à la rosée.

En traitant du miel et du sucre, notre auteur arrive à parler des liqueurs fermentées qu'on en tire, ainsi que du vin et de la bière. La bière se confectionnait avec le froment, l'orge ou l'avoine; il y avait aussi une espèce de cidre tiré des pommes et un pseudo-vin fabriqué avec le miel ou le sucre. « Écoutez, buveurs, s'écrie Bernard : le breuvage par excellence (*potus electionis*), ce breuvage suave, délectable, savoureux, qui caresse doucement les papilles de la langue, c'est le vin fait avec des raisins bien mûrs ; de toute autre boisson, bière, ou cidre, ou liqueur de sucre il faut dire : Que ce calice passe loin de moi ! » Avec quelles délices le gourmet provincial qui s'extasie ainsi devant quelque petit vin d'Orvietto, n'eût-il pas dégusté nos bons crus de Bourgogne et de Bordeaux ! Qui sait même s'il n'en a pas bu quelque rasade, car il est venu certainement en France, peut-être à Montpellier où l'école naissante lui cause une certaine jalousie.

Voici encore quelques détails de mœurs qu'il est bon de noter en passant. Les aubergistes endormaient leurs hôtes avec du vin où l'on avait fait macérer de la semence de tussilage, afin de les dévaliser plus commodément ; — un médecin voulait-il se venger d'un malade ingrat, il lui donnait de l'alun au lieu de sel, ce qui ne manquait pas de provoquer une éruption de pustules sur tout le corps.

Un jeune homme ou une jeune fille sont-ils tourmentés par un amour qu'ils ne peuvent ou ne doivent pas satisfaire, qu'ils se lient les mains derrière le dos et qu'ils boivent, en se penchant sur le vase, de l'eau où l'on a éteint un fer rouge ; c'est un remède physique, empirique et rationnel contre les ardeurs intempestives de l'amour. Bernard l'affirme, il faut le croire. Pourquoi même ne pas l'expérimenter ? L'occasion ne manque pas plus à Paris qu'à Salerne. — Voici un autre moyen non moins empirique et non moins rationnel pour remédier à un excès de maigreur : nourrissez une poule de vieilles grenouilles bien grasses, coupées en morceaux et bouillies avec du froment, mangez vous-même la poule ; mais faites bien attention de ne manger que le membre correspondant à celui que vous voulez engraisser, autrement tout le corps prendrait des dimensions effrayantes ! — Rien ne préserve mieux de l'avortement qu'une pierre d'aimant suspendue au cou, ou à défaut de cette pierre, l'os spongieux qui se trouve dans la tête de l'âne. C'est à propos de la pierre d'aimant que Bernard cite ce vers assez gracieux, mais dont il n'indique pas la source :

Ut frigidum magnes, sic juvenis attrahit Agnem.

Une décoction de vers de terre dans l'huile est un médicament souverain contre les douleurs d'oreilles ; — si l'on veut bien dormir, il n'y a qu'à manger des noix à son souper ; — pour prévenir tous les accidents qui résultent de la morsure de la tarentule, il suffit, d'après le conseil donné par maître Salernus de placer dans un lieu public le malade sur un lit suspendu ; chaque passant fait mouvoir le lit, et au centième coup, ni plus ni moins, le malade est délivré. Le même Salernus guérit son écuyer (*armiger*) d'une chute très-grave en l'ensevelissant dans du fumier jusqu'à la bouche. Bernard remarque qu'il aurait obtenu le même résultat en le mettant dans le ventre d'un cheval ou d'un taureau récemment tué !

VII

Au point où nous en sommes arrivés, c'est-à-dire vers le milieu du douzième siècle, nous voyons apparaître le poëme didactique appelé *Schola salernitana*, *Flos medicinæ*, ou *Regimen sanitatis*, ou encore *Regimen virile*.

Si les origines de l'école même de Salerne sont fort obscures, celles du *Regimen* ne sont pas moins indécises ; il serait malaisé de dire comment ce poëme s'est formé, à quelle époque il a pris naissance et quel en fut l'auteur. Aucun des noms qu'on a mis en avant ne résiste à la critique historique ; ni celui de Jean de Milan, ni celui de Novoforo, encore moins connu, et que j'ai trouvé dans un manuscrit de Wolfenbuttel, ni surtout celui d'Arnauld de Villeneuve, qui ne prétend, du reste, qu'au rôle d'éditeur.

S'il était permis de comparer les petites choses aux grandes, je dirais volontiers que le *Regimen*, tel qu'il nous est arrivé dans le texte d'A. de Villeneuve, est l'ouvrage de rapsodes médecins : qu'il représente un cycle poétique qu'on voit poindre au milieu du onzième siècle et qui s'achève vers le commencement du quinzième, sans qu'il soit possible de fixer ni la date, ni l'origine des interpolations successives, sans qu'on puisse dire non plus quel a été le premier fonds commun, puisque tous.les vers qui se lisent dans les auteurs salernitains antérieurs à l'édition d'Arnauld de Villeneuve, sont rapportés sous la forme impersonnelle, sans nom d'auteur et sans titre d'ouvrage. La plus ancienne de ces citations se rencontre dans l'ouvrage de Trotula *Sur les maladies des femmes*, et la plus récente dans Bernard le Provincial, ou, si l'on veut, dans le Commentaire des Quatre Maîtres sur la chirurgie de Roger. Chacun semble avoir mis la main à ce poëme ; c'est l'œuvre de tout le monde et ce n'est l'œuvre de personne ; ou plutôt c'est le fidèle écho du bon sens de la foule en matière d'hygiène ; il a tous les caractères d'un écrit populaire : la précision, une certaine naïveté, des tours heureux, et je ne sais quoi de vivant qu'on ne s'attendrait pas à trouver dans un poëme didactique.

On peut du moins affirmer qu'Arnauld de Villeneuve est le plus ancien témoin de la rédaction primitive. Mais, de même qu'il y a dans les auteurs grecs, des vers d'Homère qui ne se trouvent pas dans nos éditions, de même aussi pour le *Regimen*, certains vers cités par des auteurs salernitains ne figurent pas dans l'édition d'Arnauld de Villeneuve[1].

Après Arnauld, la *Flos medicinæ*, qui déjà n'est pas un ouvrage très-méthodique dans cette *édition princeps*, s'est accrue de toutes sortes d'additions, ou prises sur les marges des manuscrits, ou rédigées de propos délibéré pour tenir le poëme au courant de la science. Aussi n'est-il pas difficile d'y remarquer la trace de mains et d'époques différentes, des répétitions, des changements de rédaction, des contradictions mêmes[2]. On y trouve un grand nombre de vers empruntés à des auteurs bien connus, à Macer Floridus, par exemple, ou à Gilles de Corbeil, et toute une traduction abrégée de l'*Antidotaire* de Nicolaus. Les manuscrits les plus anciens ne remontent pas au delà du quatorzième siècle; ils diffèrent tous, et par le nombre et par l'ordre, et par la rédaction des vers. Aussi l'œuvre de la critique devrait consister bien plus à restreindre qu'à multiplier le nombre de vers; elle devrait

---

[1] On voit par un passage du *Commentaire* d'A. de Villeneuve, ainsi que M. Puccinotti (*Storia della medicina*, t. II, p. 264), le fait remarquer, que de son temps il y avait déjà diversité de leçons pour le texte du *Regimen*. Le *Carmen salernitanum* dont parle Gilles de Corbeil, est sans doute notre *Regimen salernitanum*; mais quand Gilles rédigeait ses poëmes, déjà peut-être A. de Villeneuve avait donné son édition du *Regimen*; de telle sorte que de ce mot *carmen* on ne peut rien conclure sur la forme primitive du *Regimen*.

[2] En voici un exemple frappant : un médecin rigoureux en ses préceptes fixe les heures du sommeil à *six* pour les adultes en bonne santé; il en accorde *sept* aux paresseux, mais à personne il ne concède le nombre *huit*. Son confrère plus relâché permet *huit* heures dans le premier cas, *neuf* dans le second; et le chiffre *dix* n'est jamais toléré.

surtout distinguer ceux qui sont anciens de ceux qui sont comparativement modernes. Mais en général les éditeurs se sont au contraire attachés à publier le plus de vers possible : ainsi, pour ne parler que des principaux, Arnauld ne donne que 362 vers (les éditions ne sont pas rigoureusement d'accord sur ce point); dans les éditions de Curion, le nombre varie entre 269 et 389; Dufour et Levacher en ont fourni 452; Ackermann, qui a suivi le texte d'Arnauld, imprimé à Louvain sans date, en a édité 364 ; M. de Balzac en a recueilli 2,300; enfin M. de Renzi, réunissant la récolte de M. de Balzac, la mienne et celle qui lui appartient en propre, est arrivé au chiffre de 3,520 vers, pris de toute main et de toute part.

Quelle que soit du reste la forme sous laquelle on conçoive la rédaction originale du *Regimen* : consultation médicale adressée *ex professo* à quelque grand personnage du temps [1], ou suite de phrases aphoristiques et proverbiales primitivement isolées, il n'en est pas moins vrai que son caractère essentiel, comme cela ressort du *Commentaire* d'Arnauld de Villeneuve, est exclusivement diététique, et

---

[1] Le préambule : *Anglorum regi* qui se lit déjà dans Arnauld de Villeneuve porterait à croire que dès le principe, le *Regimen sanitatis* avait reçu une forme déterminée; mais d'abord ce préambule pouvait bien n'être qu'une étiquette mise après coup pour un premier essai d'édition; en second lieu, les manuscrits d'Angleterre portent généralement : *Francorum regi*, tandis que ceux de France et d'Allemagne ont presque tous : *Anglorum regi;* il y a même un de nos manuscrits de Paris qui donne *Roberto regi;* enfin, on ne sait ni à quel roi d'Angleterre, ni à quel roi de France la consultation a pu être adressée.

qu'il faut en exclure la description des maladies, la thérapeutique spéciale, cette longue liste de médicaments simples ou composés qui figurent dans quelques manuscrits, et bien d'autres matières qui, évidemment, ne rentrent pas dans le plan, soit de l'auteur, soit du collecteur [1]. La facture même des vers, à défaut de toute autre règle de critique, devrait également servir à éliminer plus d'un paragraphe qui se sont glissés furtivement dans les manuscrits ou dans les éditions.

S'il nous fallait, en nous limitant, bien entendu, au texte d'Arnauld de Villeneuve, rechercher avec quelques détails les sources du *Regimen sanitatis*, nous n'aurions pas de peine à les trouver dans Hippocrate et dans Galien (car dans le texte d'Arnauld, il n'y a rien encore qui trahisse l'influence des Arabes), et ce qui manquerait dans ces deux auteurs nous serait immédiatement fourni par Dioscoride et surtout par Pline.

Dans le *Regime de santé*, à côté des préceptes que donne la science la plus autorisée, on trouve les règles d'hygiène domestique dictées par l'expérience la plus vulgaire, et qui sont de tous les temps comme de tous les pays. User de tout avec modération, respirer un air pur; au lever se laver le visage et les mains, se peigner, brosser ses dents; ne pas manger sans faim, du moins sans que le premier re-

---

1 Dans la présente édition, pour nous conformer au désir de MM. J. B. Baillière, nous avons conservé tous les vers (au nombre de 1870) qui nous ont paru de nature à être traduits ou à intéresser, soit le public, soit les médecins.

pas soit digéré; ne pas changer brusquement son régime, sont autant de recommandations qui se lisent, il est vrai, dans Hippocrate, mais qui sont en même temps les lois immuables du bon sens. — Le paragraphe sur la prédominance des humeurs suivant les saisons, exprime une théorie qui remonte à Hippocrate. La description du tempérament est toute galénique; puis on remarquera que, dans le *Regimen*, le choix des mets et des boissons, l'indication des propriétés thérapeutiques des simples, sont essentiellement fondés sur la théorie des qualités élémentaires du chaud, du froid, du sec et de l'humide; or, si vous ouvrez les traités salernitains qui nous sont parvenus, vous retrouverez les mêmes propriétés attribuées aux mêmes substances et aux mêmes plantes. Et comment en serait-il autrement, puisque ni la physiologie, ni la chimie, ni l'expérimentation méthodique, ne sont venues à Salerne, pas plus qu'à Rome et à Cos, apprendre aux médecins la constitution des corps, la science des milieux, et les mutuelles réactions du monde sur l'homme et de l'homme sur l'air qu'il respire ou sur les substances qu'il ingère.

VIII

Ici s'arrête notre tâche, mais non pas l'histoire de l'École de Salerne, que M. de Renzi a continuée jusqu'à ces derniers temps. A travers une foule de noms propres et de titres d'ouvrages, les uns nouveaux, les autres déjà connus, nous arrivons vers le milieu du treizième siècle, au chirurgien Roger, qui ferme la liste des Maîtres de Salerne, dont les écrits représentent avec assez de fidélité la doctrine gréco-latine.

Les hospices se multiplient ou prennent un nouveau développement à Salerne : le premier, dont il soit fait mention, remonte à l'an 820 ; sous les premiers Angevins (1266-1380), ils deviennent très-florissants et reçoivent des dotations considérables; les uns étaient destinés par leurs fondateurs aux pauvres et aux étrangers les autres aux enfants trouvés, aux dames qui voulaient se préserver des dangers du monde, enfin aux malades qui y étaient logés et soignés; les chevaliers de Jérusalem, les frères Célestins, les frères de la Croix et d'autres congrégations dirigeaient ces hôpitaux.

On voit à cette époque plusieurs médecins militaires sortir de Salerne et suivre les armées avec une commission du gouvernement; — les médecins spécialistes patentés pour traiter les plaies, les hernies et les yeux exercent en ville et dans les environs ; — on rencontre aussi la mention de diplômes particuliers pour les femmes, ce qui ne doit point étonner dans la patrie de Trotula[1] ; — les médecins de cour se multiplient ; ils obtien-

---

[1] Vers la fin du quinzième siècle, Costanza ou Costanzella Calenda, renommée même à la cour par sa beauté et par sa science, est qualifiée de *docteur-médecin* ; Abella avait écrit *sur l'atrabile et sur la génération* ; Mercuriade s'occupait de chirurgie autant que de médecine ; on le voit par le titre de ses ouvrages aujourd'hui perdus; enfin Rebecca, issue de cette célèbre famille des Guarna qui était alliée aux rois normands, avait rédigé divers opuscules *sur les fièvres, sur les urines et sur l'embryon.*

d

nent de grands pr viléges ; — les traitements des maîtres ou professeurs sont réglés ; on voit que pour quelques-uns il s'élevait à douze onces d'or par an ; — on trouve encore plusieurs médecins-prêtres à la fois chargés de l'enseignement médical et revêtus des hautes dignités ecclésiastiques; enfin il y a des sages-femmes jurées, surtout pour les grandes dames de Salerne et de Naples.

C'est au milieu du treizième siècle que maître Gérard popularise les livres arabes par des traductions, et que ces livres se substituent définitivement aux ouvrages grécolatins; l'école de Salerne perd son autonomie, mais non pas encore son importance et sa réputation.

Frédéric II donne une nouvelle impulsion aux sciences et aux lettres; il réunit les différentes écoles en une seule université, et publie divers règlements de grande importance.

Frédéric prescrit trois ans d'études philosophiques et littéraires, avant de se présenter à l'école de médecine; les études théoriques médicales doivent durer au moins cinq ans; il y a de plus un an de stage chez un praticien expérimenté, ce qui semblerait prouver qu'il n'y avait pas de *cliniques* dans les hôpitaux ; la chirurgie fait partie intégrante de la médecine; mais tout médecin qui veut exercer la chirurgie, consacrera un an à l'*anatomie humaine* et à la pratique des opérations; nul ne peut exercer, s'il n'a été reçu dans la forme consacrée par les membres du collége de Salerne, et si ses lettres testimoniales n'ont été revêtues de l'approbation de l'empereur ou de son délégué ; des peines sévères, la confiscation des biens mobiliers, la prison même, sont édictées contre tout délinquant. Le texte des leçons faites par les maîtres sera pris dans les livres *authentiques* (autorisés), ceux d'Hippocrate et de Galien. Les honoraires sont tarifés pour la ville et pour les environs ; le médecin recevra un demi-*tarenus* [1] par jour, s'il ne sort ni de la ville ni du château; trois *tareni* par jour s'il va à la campagne et s'il est hébergé par le malade ; quatre *tareni* s'il n'est pas défrayé ; les visites sont fixées à deux par jour et une pour la nuit, à la réquisition du malade. Les pauvres sont toujours soignés gratuitement. Les droguistes (*stationarii*) et les apothicaires (*confectionarii*) sont placés sous la surveillance des médecins qui ne devront jamais faire de marché avec eux, ni mettre des fonds dans leurs entreprises, ni tenir d'officine pour leur propre compte. Ceux qui vendent ou qui confectionnent les drogues prêtent serment de se conformer au Codex ; leur nombre est limité; il n'y en a que dans certaines villes déterminées; les prix sont réglés suivant que les substances médicamenteuses pourront ou non se conserver pendant un an dans la boutique. Deux inspecteurs impériaux sont particulièrement chargés, avec les maîtres de Salerne, de veiller à l'exacte préparation des électuaires et des sirops. Les règlements d'hygiène publique et de police médicale, surtout en ce qui concerne les maladies contagieuses, la vente des poisons, des philtres amoureux et d'autres

---

[1] Le tarenus était une monnaie d'or équivalent à 20 grains ou deux carlins.

charmes, sont promulgués avec une grande solennité.

Une organisation si bien entendue et l'antique renommée de Salerne y attiraient beaucoup d'étrangers, médecins ou simples amateurs; Gilles de Corbeil avait séjourné dans cette ville au milieu du treizième siècle; plus tard, Gilbert l'Anglais y vint étudier. Un Allemand, dans son *Itinéraire*, écrit au treizième siècle :

> Laudibus æternum nullum negat esse Salernum;
> Illuc pro morbis totus circumfluit orbis,
> Nec debet sperni, fateor, doctrina Salerni,
> Quamvis exosa mihi sit gens illa dolosa.

Salerne n'a plus ni affluence de malades, ni doctrine médicale, mais on peut y rencontrer encore des hôteliers qui méritent l'épithète de *gens dolosa*.

Nos poëmes français du treizième siècle célèbrent les louanges de Salerne et des *mires* (médecins) qui y pratiquaient l'art de guérir; c'est aussi dans cette ville que les amants, en dépit des prescriptions de Frédéric, vont chercher les philtres merveilleux qui doivent les mettre en possession de l'objet aimé. Enfin, à la même époque, dans ses vastes et précieuses Encyclopédies connues sous le nom de *Miroirs*, Vincent de Beauvais met plus d'une fois à profit les écrits des médecins salernitains.

Mais Frédéric lui-même porta un coup à l'École médicale de Salerne, en créant à Naples un institut tout semblable, qu'il dota richement et auquel il accorda de grands priviléges. Toutefois, sous la domination des Angevins (première et deuxième branches, 1266-1435), M. de Renzi compte encore à Salerne plus de cent vingt médecins qui, pour la plupart, étaient restés jusqu'ici inconnus. Les médecins dont les noms nous ont été conservés, et qui exerçaient dans le voisinage de Salerne, sont également très-nombreux, et l'on ne peut qu'admirer la patience et l'érudition qui ont fait sortir de si curieux renseignements de la poussière des archives de Naples ou de la Cara.

Durant cette longue période, la médecine à Salerne ne vit plus qu'aux dépens des Arabes ; mais la chirurgie, qui avait reçu une grande impulsion de Roger, reste fidèle aux traditions gréco-latines. Les ouvrages salernitains ne sont ni en aussi grand nombre, ni aussi importants qu'on pourrait le supposer, d'après la longue liste de médecins dressée par M. de Renzi ; l'école n'exerce plus guère d'influence que par son enseignement qu'on vient écouter de tous les points de l'Italie, et même des autres contrées de l'Europe. Puis, à mesure que Naples attire les faveurs des souverains, Salerne s'efface peu à peu ; les règlements interviennent; les disputes s'élèvent ; on oublie la primauté de la science pour ne plus songer qu'aux droits de préséance; et déjà la décadence se fait sentir sous la domination des princes d'Aragon (de 1436 aux premières années du seizième siècle). Avec les princes espagnols, alors que tout renaît en Europe, une nouvelle ère semble s'ouvrir pour l'école de Salerne; elle se souvient de ses anciens jours et des grands noms qui avaient fait sa fortune et sa gloire. Mais les rivalités sans cesse renaissantes portèrent les der-

d.

niers coups à cette vieille institution; elle n'existait plus que de nom, lorsque la Faculté de médecine de Paris, en 1748, consultait le Collége des médecins de Salerne au sujet du différend élevé en France entre les médecins et les chirurgiens.

L'École de Salerne, modèle et mère de toutes les universités du moyen âge, disparaît pour jamais devant le décret du 29 novembre 1811. Sans respect pour l'antique et universelle renommée de cette école, sans nul souci des droits acquis et des services rendus, ce décret applique dans toute sa rigueur le principe de la centralisation et, par pitié, il concède à Salerne un institut préparatoire, un lycée médical, une école secondaire de médecine, comme nous dirions en France !

J'ai visité deux fois Salerne en 1849 ; j'errais tristement à travers ces rues autrefois animées par tout le mouvement de la science et de la pratique médicales ; j'y recherchais vainement la trace ou le souvenir des maîtres illustres dont la voix avait retenti au milieu des temps les plus agités. Qui pouvait me redire ce que furent Petronius, Cophon, les Platearius, Bartholomæus, et le vénérable Musandinus et l'élégant Maurus dont Gilles de Corbeil avait écouté les leçons? Qui se souvenait de la belle Trotula ou du rusé Constantin ? Et à défaut d'une grande institution médicale, quel monument pieusement consacré à toutes les gloires de l'École me rappelait quelques traits de sa première histoire? Nul écho de la tradition ; pas une pierre de l'ancien édifice ; pas un manuscrit dans aucune bibliothèque ; pas même une bonne édition du *Regimen salernitanum*, chez le seul médecin, M. le docteur Santorelli, en qui n'étaient pas éteints les vieux souvenirs ! — Au moins dans ces rues, presque désertes aujourd'hui, sur cette place où se rassemblaient les professeurs et les étudiants, aux bords de cette mer toujours splendide qui baigne le pied de la ville, je respirais l'air qu'avaient respiré les *Maîtres*. Et puis déjà le plan de la *Collectio salernitana* était arrêté avec mon savant et généreux ami, le docteur S. de Renzi : c'était, au milieu de cet oubli complet du passé, un hommage et une réparation.

CH. DAREMBERG.

APPENDICE

Rappeler sommairement les ouvrages salernitains récemment découverts, c'est montrer à la fois combien l'École de Salerne mérite sa réputation séculaire, de quelle négligence les historiens de la médecine se sont rendus coupables en méprisant tant de sources précieuses d'informations, et de quel défaut de sens critique ils ont fait preuve, en supposant *à priori* qu'il ne restait presque rien de cette école, rien du moins qui méritât de fixer l'attention. Feu M. Baudry de Balzac, homme de beaucoup de zèle et de grande instruction, outre ses importants travaux sur le poëme intitulé *Schola salernitana* (ils figurent en grande partie dans le cinquième volume de la *Collectio salernitana*), a établi la personnalité de Magister Salernus, auteur de deux ouvrages de matière médicale (*Tabulæ* et *Compendium*) que nous avons imprimés pour la première fois d'après l'édition qu'il en avait préparée. — M. Henschel a trouvé, outre le *Codex salernitanus*, l'abrégé d'un ouvrage de Musandinus, l'un des présidents de l'École de Salerne, *Sur la manière de préparer les aliments pour les malades* (*Collect. salern.*, t. II, p. 407-410. Voy. plus haut, p. 48 et suiv.), dont j'ai donné le texte intégral d'après un manuscrit de Paris (*Ibid.*, t. V, p. 254-268). — M. de Renzi a publié, dans le t. IV de la *Collect. salern.* d'après les manuscrits de Naples, deux traités inconnus, l'un, des *Tables de matière médicale*, par P. Maranchus (fin du treizième siècle), l'autre des *Consultations* de Cæsar Cappola (milieu du quatorzième siècle), et de plus, d'après un manuscrit de Paris, un ouvrage fort curieux attribué, sous le titre de *Placita philosophorum*, à Jean de Procida, médecin et ami de Frédéric II. Dans une longue dissertation, M. de Renzi cherche à défendre l'illustre Salernitain des accusations auxquelles il a été en butte (*Ibid.*, t. III, p. 69-150). — De mon côté, j'ai découvert à Venise, à Vienne et à Cambridge, les traités de médecine (*Practicæ*) de trois des maîtres cités dans le *Compendium salernitanum* : Bartholomæus, Copho, Petronius (*Collect. salern.*, t. IV, p. 321-406; 438-505; de la *Practica* de Petronius, M. de Renzi n'a donné que quelques chapitres, d'après un manuscrit assez mauvais de Milan); à Oxford, le traité des *Fièvres* de Ferrarius (encore inédit); à Paris, la *Pratique* de Petrocellus; à Bâle, deux ouvrages de grande importance : les commentaires de Bernard le Provincial, sur les *Tables* de maître Salernus (*Collect. salern.*, t. V, p. 269-328. Voy. plus haut p. 35, suiv., 50 et suiv.); la *Pratique* d'Archimathæus (*Collect. salern.*, t. V, p. 350-376), véritable *clinique médicale* (voy. plus haut, p. 45); j'ai montré, de plus, que le même Archimathæus est l'auteur d'un opuscule *Sur la manière dont le médecin doit se comporter auprès des malades*, et dont M. Henschel n'avait trouvé qu'un abrégé (voy. plus haut, p. 41

et suiv.); à Vienne, à Paris et en Angleterre, j'ai copié plusieurs petits traités *Sur le pouls et sur les urines*, rédigés par les personnages les plus considérables de l'École de Salerne : Romualdu[s] (*Collect. salern.*, t. IV, p. 413-414), Platearius (*Ibid.*, p. 409-112), Matthæus de Archiepiscopo (*Ibid.*, p. 506-512), enfin Maurus (*Ibid.*, p. 407-408), tant célébré par Gilles de Corbeil, et dont j'ai retrouvé aussi à Vienne le *Commentaire* inconnu *Sur les Aphorismes* d'Hippocrate (*Ibid.*, t. IV, p. 513-557).

Peu d'ouvrages ont joui au moyen âge d'autant de faveur que les *Gloses des Quatre Maîtres*, sur la *Chirurgie* de Roger, qui écrivait à Salerne vers l'an 1220; il en est peu aussi dont les historiens de la chirurgie se soient plus occupés, sans les avoir jamais ni lues ni même vues, bien qu'on ait signalé divers manuscrits en Angleterre (il en existe un aussi à Munich). Je les ai découvertes en 1849, dans un manuscrit de la bibliothèque Mazarine. Elles sont aujourd'hui publiées dans la *Collectio salernitana* (texte, t. II, p. 497-624; introd., t. III, p. 205-254), avec une introduction où je me suis vu forcé de démontrer que les Quatre Maîtres saliternains n'étaient pas quatre, mais un seul, qu'ils n'étaient pas salernitains, mais français, ce qui ne diminue cependant en aucune façon l'intérêt du Commentaire, puisqu'il porte sur un texte rédigé à Salerne et qu'il est rempli de faits curieux.

M. de Renzi a aussi publié (t. II, p. 426-493) un nouveau texte de la *Chirurgie* de Roger, avec les additions de Roland, de Parme. Le poëme médical du treizième siècle (*De secretis mulierum, de chirurgia et de modo medendi*, Libri VII; *Coll. salern.*, t. IV, p. 1-184), signalé et analysé par M. Littré, dans le t. XXI de l'*Histoire littéraire*, n'est, ainsi que je l'ai démontré, qu'une traduction libre de la *Chirurgie* de Roger et de Roland, de quelques passages des Quatre Maîtres, de Trotula, et aussi, comme l'a fait remarquer M. de Renzi, de l'opuscule d'Archimathæus, *Sur la manière dont le médecin doit se comporter auprès des malades.*

Le poëme sur la saignée, trouvé dans un manuscrit de Paris et composé par Jean d'Aquila (*De Phlebotomia liber*; *Coll. salern.*, t. III, p. 255-270; voy. aussi les notes de M. Baudry de Balzac, t. V, p. 105-112), médecin du royaume de Naples, qui florissait vers le milieu du quinzième siècle, est tout pénétré des doctrines salernitaines et tout parsemé des vers de l'*École de Salerne.*

Un troisième poëme anatomique (l'auteur s'occupe surtout du nom des parties et des étymologies), découvert par moi dans un manuscrit de Bâle (*Coll. salern* , t. V, p. 173-198), complète cette trilogie ; ce poëme a été composé au quatorzième siècle par un Italien imbu, fort au courant des écrits de l'École de Salerne. C'est un précieux monument de la philologie scientifique du moyen âge; malheureusement, il est incomplet. Enfin, j'ai trouvé à Paris et à Cambridge deux poëmes français du treizième siècle, qui sont des traductions ou des imitations d'ouvrages salernitains. Je compte les publier prochainement.

CH. DAREMBERG.

TABLE DES VIGNETTES

SCHOLA SALERNITANA

Hoc opus optatur quod *Flos Medicine* vocatur.

(Épigraphe de l'édition *princeps*.)

L'ÉCOLE DE SALERNE

Lecteur, tu désirais cette *Fleur Médicale :*
Que d'elle, pour toujours, un doux parfum s'exhale.

1860

SCHOLA SALERNITANA

PROOEMIUM

Anglorum Regi scribit Schola tota Salerni :
Si vis incolumem, si vis te vivere sanum,
Curas tolle graves, irasci crede profanum,
Parce mero, cœnato parum ; non sit tibi vanum
Surgere post epulas ; somnum fuge meridianum ;
Ne mictum retine, ne comprime fortiter anum.
Hæc bene si serves, tu longo tempore vives.
Si tibi deficiant Medici, medici tibi fiant
Hæc tria : mens læta, requies, moderata diæta.

L'ÉCOLE DE SALERNE

DÉDICACE

L'École de Salerne au grand roi d'Angleterre :
Veux-tu jouir en paix d'une santé prospère,
Chasse les noirs soucis, fuis tout emportement ;
Ne bois que peu de vin, soupe légèrement ;
Souviens-toi de marcher quand tu quittes la table ;
Du sommeil en plein jour crains l'attrait redoutable :
Crains en toi le séjour de l'urine et des vents.
Fidèle à ces conseils, tu vivras de longs ans.
Es-tu sans médecins ? les meilleurs, je l'atteste,
Ce sont, crois-moi : repos, gaîté, repas modeste.

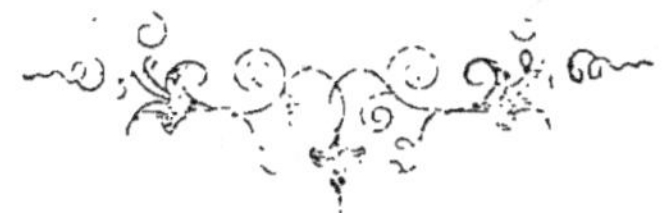

PARS PRIMA

HYGIENE

PRÆCEPTA GENERALIA

Triste cor, ira frequens, bene si non sit, labor ingens,
Vitam consumunt hæc tria fine brevi ;
Hæc namque ad mortis cogunt te currere metas.
Spiritus exultans facit ut tua floreat ætas,
Vitam declinas, tibi sint si prandia lauta.
Qui fluxum pateris, hæc ni caveas, morieris :
Concubitum, nimium potum, cum frigore motum.
Esca, labor, potus, somnus, mediocria cuncta [1] :
Peccat si quis in his, patitur natura moleste.
Surgere mane cito, spatiatim pergere sero ;
Hæc hominem faciunt sanum, hilaremque relinquunt [2].

---

[1] Voy. Hippocrate, *Œuvres complètes*, trad. par E. Littré. *Des épidémies*, livre VI, section 6, § 2. Paris, 1846. In-8. t. V, p. 325. — [2] Ces vers sont un commentaire des vers 3, 4, 5 et 8 du paragraphe précédent.

PREMIÈRE PARTIE

HYGIÈNE

PRÉCEPTES GÉNÉRAUX

LA fatigue, les maux, les chagrins, la colère
De tes jours dévorés abrégent la carrière ;
Esprit vif, enjoué, de fleurs sème tes pas.
Fuis des festins pompeux les perfides appas.
Souffrant d'un flux cruel, si tu ne veux mourir,
Crains le froid, la boisson, l'ivresse du plaisir.
Repas, travail, sommeil, prends tout avec mesure :
L'excès en ces trois points blesserait la nature.
Lève-toi de bonne heure, et le soir marche tard,
Tu prolonges ta vie, heureux et gai vieillard.

EXHORTATIO SANITATIS.

Testatur sapiens quod Deus omnipotens
Fundavit Physicam; prudens hic figurat illam.
    Ad finem properat qui modo natus erat ;
Nunc oritur, moritur statim, sub humo sepelitur,
    Sub pede calcatur, vermibus esca datur.
Huic succurratur, quod bene quis dietatur.
Vitam prolongat, sed non medicina perennat.
Custodit vitam qui custodit sanitatem.
Sed prior est sanitas quam sit curatio morbi.
Ars primitus surgat in causam, quo magis vigeatis.
Qui vult longinquum vitam perducere in ævum,
    Mature fiat moribus ante senex ;
    Senex mature, si velis esse dici.

PHYSICI INFLUXUS.

DE AERE.

Aer sit purus, habitabilis, et bene clarus,
Nec sit infectus, nec olens fœtore cloacæ,
Alteriusque rei corpus nimis inficientis.

VENTI.

Sunt Subsolanus, Vulturnus, et Eurus, eoi,
Circinus occasum, Zephyrusque, Favonius afflant,

EXHORTATION A LA SANTÉ.

Oui, c'est un Dieu puissant qui de la Médecine,
Pour l'homme, a su créer la science divine.
Le malheureux au monde apparu pour un jour
A grands pas vers sa tombe avance sans retour,
Né d'hier, mort demain et mis en sépulture :
Le passant foule un corps dont les vers font pâture.
D'un régime savant lui prêter le secours,
C'est à des jours comptés ajouter quelques jours.
La médecine, hélas ! bornée en sa puissance,
Ne peut à l'infini prolonger l'existence ;
Gardien de la santé, l'art qui prévient le mal,
Retient l'homme glissant vers le terme fatal.
Pour que la vie atteigne à l'extrême vieillesse,
Sois vieux, avant le temps, par les mœurs, la sagesse.

INFLUENCES PHYSIQUES

AIR.

Respire un Air serein, brillant de pureté,
Dont nulle exhalaison ne ternit la clarté ;
Fuis toute odeur infecte ou vapeur délétère
Qui, montant des égouts, empeste l'atmosphère.

VENTS.

De l'Aurore nous vient le Vulturne, l'Eurus,
Et le Subsolanus ; Zéphyr, Favonius

Atque die medio Notus hæret, africus Auster,
Et veniunt Aquilo, Boreas, et Caurus ab Arcto.

DE QUATUOR ANNI TEMPESTATIBUS.

Ver.

Ver, Autumnus, Hiems, Æstas dominantur in anno.
Tempore vernali calidus fit aer madidusque,
Et nullum tempus melius fit phlebotomiæ.
Usus tunc homini Veneris confert moderatus,
Corporis et motus, ventrisque solutio, sudor,
Balnea ; purgentur tunc corpora per medicinas.

Æstas.

Æstas more calet, siccat ; noscatur in illa
Tunc quoque præcipue choleram rubeam dominari.
Humida, frigida fercula dentur ; sit Venus extra ;
Balnea non prosunt ; sint raræ phlebotomiæ
Utilis est requies ; sit cum moderamine potus.
Temporis æstivi jejunia corpora siccant ;
Quolibet in mense confert vomitus, quia purgat
Humores nocuos, stomachi lavat ambitus omnes.

Autumnus.

Frigidus Autumnus siccus prohibet tibi fructus :
Humida cum calidis prosunt ; vina sunt capienda ;

Soufflent à l'Occident ; sur les plages lointaines
S'élèvent, nous portant leurs brises africaines,
·Le Notus et l'Auster, et du Septentrion
S'élancent le Caurus, Borée et l'Aquilon.

DU RÉGIME SUIVANT LES SAISONS.

Printemps.

Le Printemps et l'Été, l'Automne, enfin l'Hiver
Se partagent l'année. Humide et doux est l'air
Au printemps ; pour saigner le moment est propice ;
D'un amour modéré goûte le pur délice :
La saison te prescrit les purgatifs, les bains,
Exercice, sueur, liberté d'intestins.

Été.

L'Été sec et brûlant survient : sache qu'alors
La bilieuse humeur domine dans le corps.
Plus d'amour ; des mets froids sur la table discrète ;
De bains et de saignée abstinence complète ;
De longs repos ; ne bois qu'avec sobriété ;
Le corps est desséché des jeûnes de l'été,
Un vomitif chassant les humeurs viciées
Lave de l'estomac les routes balayées.

Automne.

L'Automne est froid et sec ; par ses fruits redoutable ,
Aux mets chauds unis donc les bons vins sur la table.

1.

De farinacea caveas et phlebotomia ;
Proficit ac usus veneris tibi tunc moderatus.

Hiems.

Est Hiems tempus frigidum, humidum, gelidumque ;
Calida cum siccis, quantum poteris, tibi tollis :
Phlebotomia modo dabitur, purgatio nulla.
De rusticis simul assatis comedemus.
Omnia carnosa bona sint mixta piperito,
Et tunc venereus semel in mense valet usus :
Venereum do consilium, si lex patiatur.
Quæ si non patitur, tunc bis stultum videatur,
Hæc definivit medicorum concio tota ;
Nam qui sic vivit, saluti sit sibi vita.

DE MENSIBUS.

Januarius.

In Jano claris calidisque vinis[1] potiaris ;
Lædit enim medo tunc potus, ut bene credo[2] :
Ne tibi languores sint, aptos sume liquores ;
Nec nimium cogita ; communia fercula vita.
Balnea sunt grata ; sed potio sit moderata.
Escas per janum calidas est sumere sanum.

---

[1] Les manuscrits portent *cibus* ; mais il faut évidemment lire *vinis*. —
[2] Voy. Du Cange, *Gloss. med. et inf. lat.* sub voce *medo*. Les manuscrits
de l'École de Salerne ont : *Cedit .. potatus bene credo.*

Garde-toi de saignée et de mets farineux ;
D'un amour trop ardent fuis l'excès dangereux.

Hiver.

L'Hiver, saison glacée, humide et rigoureuse,
Chargera de mets chauds la table copieuse ;
Satisfais à ton aise un appétit actif ;
Qu'on te saigne, mais peu ; jamais de purgatif.
Mange rôtis les mets que la campagne donne ;
Toute viande de poivre assaisonnée est bonne.
Un seul rapprochement par mois te suffira,
S'il n'a rien de suspect ; sinon, il t'en cuira.
A ce prix, des docteurs l'aréopage illustre
De vie et de santé te garantit maint lustre.

DU RÉGIME SUIVANT LES MOIS.

Janvier.

Janvier se réjouit de vins chauds, généreux.
L'hydromel est trop fade et rend moins vigoureux ;
Prends contre les langueurs des boissons salutaires.
Ecarte les soucis et fuis les mets vulgaires ;
Les bains sont bienfaisants ; bois sans faire d'excès ;
Les mets chauds en janvier méritent leur succès.

Februarius.

Nascitur occulta febris Februo tibi multa :
Potibus et escis, si caute vivere velis,
Tunc cave frigora ; de pollice sume cruorem.
Si comedis betam [1], nec non anserem [2] vel anethum [3],
Potio sumetur ; in pollice tunc minuatur.

Martius.

Martius humores pandit, generatque dolores.
Venas non pandes ; radices sedulo mandes :
Sume cibum modice coctum ; si placet, jure.
Balnea sint assa, nec dulcia sint tibi cassa.

Aprilis.

Se probat in vere Aprilis vires inhabere ;
Cuncta renascuntur ; pori terræ aperiuntur.
In quo calefit sanguis recensque recrescit,
Venter solvendus, cruor pedis est minuendus.

[1] Beta vulgaris. — [2] Anser anas. — [3] Anethum graveolens.

Février.

La fièvre, en Février, se glisse dans tes veines.
Pour écarter le froid n'épargne pas tes peines ;
De boissons, de mets chauds emprunte le secours,
Oie, aneth et poirée entretiendront tes jours,
Arrose-les de vin. Ta santé souffre-t-elle ?
Fais-toi saigner au pouce, adieu le mal rebelle.

Mars.

Mars, rouvrant des humeurs les sources jaillissantes,
Enfante dans le corps cent douleurs renaissantes.
Aux veines garde-toi de dérober leur sang,
Mais de racines bois le suc rafraîchissant.
Plonge-toi lentement dans de chaudes étuves
Qui raniment ta force à leurs tièdes effluves.
Des mets avec leur jus, des aliments sucrés
Réparent la vigueur d'estomacs délabrés.

Avril.

Quand Avril fleurissant vient rajeunir le monde,
Quand s'entr'ouvre le sein de la terre féconde,
Tout revit. Le sang pur se gonfle en bouillonnant :
Dégage alors le ventre, au pied soustrais du sang.

Majus.

Majo secure laxari sit tibi curæ ;
Scindatur vena ; sic balnea dantur amœna :
Cum validis rebus sint balnea, vel cum speciebus.
Absinthi [1] lotio ; edes cocta lacte caprino [2].

Junius.

In Junio gentes perturbat medo bibentes ;
Atque novellarum fuge potum cerevisiarum.
Ne noceat cholera valet ita refectio vere :
Lactucæ [3] frondes ede ; jejunus bibe fontes.

Julius.

Cui vult solamen Julius præbet hoc medicamen :
Venam non scindas, nec ventrem potio lædat ;
Somnia compescat et balnea cuncta pavescat,
Ac Veneris vota ; sit salvia [4] : anethum nota.

Augustus.

Quisquis sub Augusto vivat moderamine justo,
Raro dormitet ; frigus, coitum quoque vitet ;
Balnea non curet, nec multa comestio ducet ;
Nemo laxari debet, nec phlebotomari ;

1 *Artemisia absinthium.* — 2 Je crois que ce vers signifie : On fera des lotions avec l'absinthe ; on mangera des légumes cuits avec du lait de chèvre. — 3 *Lactuca sativa.* — 4 *Salvia officinalis.*

Mai.

Tu pourras en ce mois te purger à loisir ;
Fais-toi saigner ; des bains goûte le doux plaisir,
Parfume l'eau des bains d'aromates sauvages ;
Absinthe et lait de chèvre unis sont tes breuvages.

Juin.

L'hydromel trouble en Juin le cerveau du buveur ;
Du houblon fermentant crains la jeune liqueur,
Prends la verte laitue et bois l'eau des fontaines,
La bile malfaisante évitera tes veines.

Juillet.

La saignée en Juillet est chose redoutable ;
Ne charge pas de vin un viscère irritable ;
Abrége ton sommeil : fuis les bains, le plaisir,
Et de sauge et d'aneth compose un élixir.

Août.

Pour garder en ce mois un tempérament sage,
Dors peu, crains la fraîcheur, de l'amour fuis l'usage,
Abandonne les bains, fais de sobres repas,
Évite la saignée et ne te purge pas ;

Potio vitetur ac lotio nulla paretur ;
Hic calidos vitare cibos hoc mense nocivos.

September.

Fructus maturi Septembri sunt valituri,
Et pyra [1] cum vino, poma [2] cum lacte caprino ;
Atque diuretica tibi potio fertur amœna.
Tunc venam pandes, species cum semine mandes.

October.

October vina præstet, cibos atque ferinos ;
Nec non arietina caro valet et volucrina.
Quatenus vis comede ; sed non præcordia læde.
Lac ede caprinum, caryophyllum lacque ovinum.

November.

Ipsa Novembri dat regula : medoque bibatur,
Spica recipiatur, mel, zingiber comedatur.
Balnea cum venere tunc nullum constat habere ;
His vir languescit, mulieris hydrops quoque crescit.

1 *Fructus Pyri communis.* — 2 *Fructus Pyri Mali.* — 3 *Laurus cinnamomum.*

De vins, de lotions crains la suite fatale ;
Surtout qu'aucun mets chaud à tes yeux ne s'étale.

Septembre.

Que Septembre en tes mains prodigue ses fruits mûrs,
Poires, pommes, raisins, lait de chèvre et vins purs ;
Qu'un doux jus dans ton sang coule et le renouvelle,
Fais-toi saigner au bras ; mange amande nouvelle.

Octobre.

Qu'Octobre en les celliers verse ses vins nouveaux,
Entasse autour de toi gibier, oiseaux, chevreaux ;
Mange autant qu'il te plaît sans charger tes viscères,
Que lasserait l'abus d'aliments salutaires.
Mange et le lait de chèvre et le lait de brebis,
En disques savoureux, épaissis et durcis.

Novembre.

Observe de Novembre un précepte formel :
Mange miel et gingembre, et bois doux hydromel.
De l'amour et des bains néglige la pratique
Qui rend l'époux débile et la femme hydropique.

December.

Sanæ sunt membris calidæ res mense Decembri ;
Caulis [1] vitetur ; capitalis vena secetur ;
Lotio sit rara, sed phas [2] et potio cara ;
Frigore sæpe tegas caput ut sanus ibi degas.
Ut minus ægrotes, cinnamoma reposita potes.

CONFORTATIO MEMBRORUM.

CONFORTATIO CEREBRI, RECREATIO VISUS, LOTIO MANUUM.

Lumina mane manus surgens lavet unda.
Hac, illac modicum pergat, modicum sua membra
Extendat, crines pectat, dentes fricet ; ista
Confortant cerebrum, confortant cætera membra.
Lote, cale ; sta, pranse, vel i ; frigesce, minute.
Fons, speculum, gramen, hæc dant oculis relevamen.
Mane petas montes ; medio nemus ; vespere fontes.
   Sero frequentemus littora, mane nemus.
Hi præsertim oculos recreant, visumque colorant :
Cœruleus, viridisque et janthinus [3], addito fusco.
   Si fore vis sanus abluc sæpe manus,
Lotio post mensam tibi confert munera bina :

---

1 *Brassica oleracea.* — 2 *Phasianus.* — 3 *Color violaceus.*

Décembre.

Les mets chauds en ce mois sont chose capitale ;
Point de choux. Qu'on te saigne à la veine frontale.
Les lotions du corps n'ont pas d'utilité.
Bois sec, mange faisans avec sécurité.
Contre le froid piquant couvre avec soin ta tête ,
Au mal le cinnamome et s'oppose et l'arrête.

POUR FORTIFIER LE CERVEAU,

POUR RÉCRÉER LA VUE ET LES AUTRES ORGANES.

D'eau froide, en te levant, baigne au matin tes yeux ;
Frotte avec soin tes dents, et peigne tes cheveux :
Tes membres, par la marche, exerçant leur souplesse,
Tu rends à l'âme, au corps, la force et l'allégresse.
Chauffe-toi, hors du bain ; saigné, rafraîchis-toi ;
Après tes repas, marche, ou bien demeure coi.
Le cristal d'une eau pure et l'herbe des campagnes
Charme et repose l'œil : gagne donc les montagnes,
Au lever de l'aurore ; à midi, les berceaux
Et l'ombre des grands bois ; au soir, les clairs ruisseaux.
De ces objets mouvants les teintes azurées,
De violet, de pourpre, ou de vert colorées,
Apaisent l'œil ravi par leur calme beauté.
Laver souvent ses mains profite à la santé :
Au sortir des repas suis un facile usage
Qui te ménagera toujours double avantage :

Mundificat palmas et lumina reddit acuta.
   Est oculis sanum sæpe lavare manum.

LÆTIFICANTIA.

Carmina lætificant animum, persæpe jocosa
Femina ; jucunda cole, desere litigiosa :
Sæpe tibi vestis novitas sit speciosa,
Interdumque thoro sit amica tibi generosa.
Fercula sic sapias, et pocula sume morosa ;
Indulgere gulæ caveas, contemne gulosa ;
Vivere morose studeas, fugias vitiosa.

SOMNUS.

TEMPUS ET MODUS DORMIENDI.

Sex horis dormire sat est juvenique senique :
Septem vix pigro, nulli concedimus octo.
Ad minus horarum septem fac sit tibi somnus,
Si licet ad nonam, nunquam ad decimam licet horam [1].
Si potes, ad noctis normam rege tempora somni ;
Si natura dolet, lucis primum adde trientem ;
Præstat enim dormire die, quam membra quiete
Frustrare ; et lucis pars prima aptissima somno est.

---

1 Ces deux vers sont une rédaction plus libérale des deux vers précédents.

Des mains propres d'abord, puis des yeux plus perçants,
Grâce aux nerfs raffermis dans leurs ressorts puissants.

CONDITIONS D'UNE VIE AGRÉABLE.

Recherche des beaux vers le charme adoucissant,
L'enjoûment de la femme, et l'attrait caressant,
Tout ce qui rend la vie et plus douce et plus belle ;
Fuis des procès bavards la lenteur immortelle.
Revêts d'habits nouveaux les riantes couleurs,
D'une aimable maîtresse implore les faveurs.
Sieds-toi, non sans amis, à table savoureuse,
Bois du vin qui te plaît la coupe généreuse.
Veux-tu de tes plaisirs prolonger le succès ?
Du vice et de la table évite les excès.

SOMMEIL.

EN QUEL TEMPS ET COMMENT IL FAUT DORMIR.

Six heures de Sommeil, c'est la bonne mesure
Pour l'homme vieux ou jeune; au paresseux, l'usure
D'une heure encor s'accorde avec peine ; jamais
La mollesse de moi n'obtient plus longs délais.
Que, sept heures, votre œil pour le sommeil se ferme ;
Neuf heures, j'y consens ; ne passez point ce terme.
Réglez votre sommeil aux heures de la nuit ;
C'est le mieux : si la règle à votre santé nuit,
Prolongez-en le cours quand renaît la lumière.
Mieux vaut dormir le jour que, par rigueur austère,

Utilis est somnus moderatus cuique animali,
At nimium diuturna quies mala plurima profert.
Pessima forma recumbendi est dormire supinus,
Utilis est tussi prona, sed lumina lædit ;
In latus alterutrum præstat se præbere somno
Intentum, et, si nihil prohibet, latus elige dextrum.
In dextro latere somnus tuus incipiatur ;
Ad latus oppositum finis tibi perficiatur.

SOMNUS MERIDIANUS.

Sit brevis, aut nullus somnus tibi meridianus :
Febris, pigrities, capitis dolor atque catarrhus,
Quatuor hæc somno veniunt mala meridiano.
Si quis forte cupit somno indulgere diurno,
Si consuevit ita, minus illi culpa nocebit ;
Dummodo non longus somnus, nec proximus escæ ;
Sed brevis, capite recto sumetur, et ipsi
Qui dormit, liceat sonitu finire modesto.
Mensibus in quibus R, post prandia somno fis æger,
Mensibus in quibus US [1], somnus post prandia bonus.

Priver ses membres las d'un repos précieux.
Le sommeil du matin est plus délicieux.
Tout être de sommeil veut sa juste mesure ;
Trop de repos fait mal. Détestable posture,
Le coucher sur le dos est rejeté par vous ;
Le coucher sur le ventre est bon contre la toux,
Mais il blesse les yeux où le sang se déverse.
Sur l'un ou l'autre flanc que le sommeil vous berce :
Si le flanc droit d'abord est par vous adopté,
Plus tard, jusqu'au réveil, vous changez de côté.

SOMMEIL DE JOUR.

Ne dormez pas le jour, ou bien ne dormez guère.
De ce fâcheux sommeil le cortége ordinaire,
Fièvre, langueur, migraine, assiégerait vos pas,
Et le catarrhe aussi ne vous lâcherait pas.
D'un tel sommeil pourtant si vous avez l'usage,
Goûtez-en le plaisir, sans craindre un grand dommage,
Pourvu qu'il soit très-bref, et surtout des repas
Que le moment choisi ne le rapproche pas.
Dormez la tête haute. Un somme est redoutable,
Dans les mois doués d'R, au sortir de la table ;
S'ils finissent en US [1], il n'offre aucun danger.
Que le plus léger bruit rompe un sommeil léger.

[1] Pour comprendre le sens de ce précepte, il faut se reporter à la terminaison des mois latins.

DE TEMPORE COEUNDI.

Vere coire juvat; hiems quoque tempore confert;
Sanus in autumno si tu vis fore coito.
Prima cibum, coitum necat altera, tertia lucem.
Prolongat vitam coitus moderamine factus
Quibus sit licitus; e contra valde nocivus.

EGESTIO,

VENTOSITAS ET MICTURA.

In die mictura vicibus sex fit naturalis;
Tempore bis tali, vel ter, fit egestio pura.
Non cesses mingens, si rex processerit iens.
Antiquo more mingens pedis absque pudore :
Mingere cum bombis res est saluberrima lombis.
Non ventrem stringens, retines bombum veteratum ;
Nam ventum retinens, nutris morbum veteratum.

TEMPS DE L'AMOUR.

Le printemps de l'Amour est la saison propice ;
L'hiver permet encore un si doux sacrifice ;
L'automne, en l'exigeant, assure la santé.
Mais au printemps languit l'appétit rebuté ;
L'hiver refroidit vite un amour éphémère ;
L'automne trop souvent nous ravit la lumière.
L'amour est salutaire avec sobriété ;
Impur, il est fatal et détruit la santé.

DES EXCRÉMENTS,

DES VENTS ET DE L'URINE.

Pissez six fois par jour, et dans le même temps
Rendez deux ou trois fois les plus gros excréments.
De péter en pissant ne faites pas mystère,
C'est un ancien usage, aux reins fort salutaire ;
Pratiquez-le sans honte, ou bien, dans l'intestin,
Reste un gaz malfaisant rapporté du festin.
En grande pompe un roi traversât-il la ville,
Occupé de pisser, demeurez immobile.
Ta main, pressant ton ventre, empêchera souvent
Qu'il ne s'y loge à l'aise et n'y séjourne un vent ;
Aux replis d'intestin sa nuisible présence
D'un mal long et secret peut hâter la naissance.

DE USU BALNEORUM.

Si vitare velis morbos et vivere sanus,
Hæc præcepta sequi debes, aliosque docere :
Lotus, jejunus, post somnum non bibes statim ;
Detecto capite sub frigore non gradieris,
Nec sub sole; tibi sunt quia hæc inimica.
Rheuma, dolor capitis, oculus flens, ulcera, plagæ,
Repletus venter, densa æstas, balnea vetent.
Balnea post mensam crassant, sed ante macrassant,
Humida pinguescunt, ast arida [1] sæpe calescunt.
Ventre repleto, balneum intrare caveto,
Sed cum decoctus fuerit cibus, ipsum habeto.
Si fornicasti, vel balnea si visitasti,
Non debes scribere, si vis visum retinere.
Balneo peracto non immediate cibato ;
Dimittas potum, nam expertis est bene notum.
Æquoreum lavacrum desiccat corpora multum,
Dulcis aqua stringit, infrigdat membra lavacrum.
Balnea sunt calida, sit in illis sessio parva,
Corporis humiditas ne continuetur in illis.

---

[1] *Arénation*, bain de sable usité chez les anciens. Consultez dans le *Dictionnaire général des eaux minérales et de l'hydrologie médicale*, par MM. Durand-Fardel, Le Bret, Lefort, l'article Arénation. *Paris*, 1860, t. I, p. 115.

DE L'USAGE DES BAINS.

Veux-tu, robuste, atteindre à la verte vieillesse,
Des préceptes suivants pratique la sagesse :
Ne va pas boire à jeun quand tu descends du lit ;
Que ton front découvert redoute un froid subit
Ou d'un soleil ardent l'atteinte meurtrière.
Une fraîche blessure, une fièvre, un ulcère,
Douleur de tête ou d'yeux, l'estomac irrité
Ou vide d'aliments, l'air pesant de l'été,
Te prescriront de bains un entier sacrifice.
Cherche dans la saignée un prompt et sûr office.
Le bain, après la table, épaissit, mais avant
Il amaigrit le corps ; sec, il est échauffant,
Mais humide il engraisse. Au sortir de la table,
Pour l'estomac rempli le bain si redoutable,
Quand les mets sont passés, n'a rien de dangereux.
Le repos après bain ou commerce amoureux,
De peur d'épuisement, doit toujours se prescrire.
Si tu tiens à tes yeux, garde-toi lors d'écrire ;
Garde-toi bien encor (le conseil en est sain)
De boire ou de manger, dès que tu sors du bain.
Eau de mer pour le corps est âcre et desséchante ;
Eau de lotion, froide ; eau de fleuve, astringente.
Ne siége pas longtemps au bain chaud apprêté,
Un tel contact, du corps accroît l'humidité.

CIBATIO,

DISPOSITIO ANTE ET POST CIBI SUMPTIONEM.

Tu nunquam comedas, stomachum nisi noveris esse
Purgatum, vacuumque cibo quem sumpseris ante ;
Ex desiderio poteris cognoscere certo.
Hoc tibi sit signum : subtilis in ore saliva.
Inanis venter non audit verba libenter.

ORDO CŒNÆ.

Præludant offæ [1], præcludant omnia coffæ.
Dulciter invadet, sed duriter ilia radet
Spiritus ex vino quem fundit dextra popino.
  Sit tibi postremus panis in ore cibus.
Non juvat a pastu sumpto flagrantior ignis.
Post cœnam stabis aut passus mille meabis.

GENERALES REGULÆ CIBATIONIS.

Si non consuesti Cœnam, cœnare nocebit [2].
Res non consuetas, potus, cibos peregrinos,
Pisces et fructus, fuge crebras ebrietates.
Omnem post esum bibere, ne te fore læsum.

---

[1] *Placenta farinacea.* — [2] Voyez Hippocrate. *Œuvres complètes*, traduites par E. Littré. *Du régime dans les maladies aiguës*, § 9. Paris, 1840, t. II, p. 283 et suiv.

DES REPAS,

AVANT ET APRÈS LE REPAS.

Jamais ne mange, avant que ton estomac vide
De nouveaux aliments marque un désir avide.
A ce signe évident l'appétit se connaît :
La salive abondante en la bouche renaît.
Contre ventre affamé les raisons sont frivoles,
Tu perds à discourir ton temps et tes paroles.

ORDRE DU DINER.

Commence avec la viande un dîner que termine
La tasse de café, liqueur chaude et divine ;
Crains l'esprit enivrant, distillé du raisin,
Qui caresse d'abord, puis brûle l'intestin.
Cesses-tu de manger ? affermis ta gencive,
En mâchant une croûte. Une flamme trop vive
Dans un ardent foyer nuit après le repas ;
Reste assis et tranquille, ou marche mille pas.

RÈGLES GÉNÉRALES POUR TOUS LES REPAS.

Un Repas te nuira, s'il n'est dans ton usage :
D'aliments étrangers, fruit, poisson, ou breuvage,
Crains la saveur perfide, et défends ta santé
De l'ivresse fréquente et du vin frelaté.
Boire après chaque mets, est un précepte utile,
Auquel applaudira ton estomac docile.

2.

Qui possit vere debet hæc jussa tenere :
Non bibe ni sitias, et non comedas saturatus ;
Est sitis atque fames moderata bonum medicamen ;
Si super excedant, important sæpe gravamen.
Cures quando bibes ; sanus post talia vives.
Quandocunque potes parce ; post balnea potes.
Quale, quid et quomodo, quantum, quoties, ubi, quando ;
Ista notare cibo debet medicus dictando [1].
Cœna brevis, vel cœna levis fit raro molesta ;
Magna nocet ; medicina docet, res est manifesta.
Nunquam diversa tibi fercula neque vina
In eadem mensa, nisi compulsus, capienda.
      Si sis compulsus, tolle quod est levius.
Si sumis vina simul et lac, sit tibi lepra.
O puer ante dabis aquam ; post prandia dabis.
Omnibus assuetam jubeo servare diætam.
Approbo sic esse, ni sit mutare necesse.
Est Ypocras testis, quoniam sequitur mala pestis ;
Fortior est meta medicinæ certa diæta :
Quam si non curas, fatue regis et male curas.
Pauperibus sanæ sint escæ quotidianæ :
Cœna completa completur tota diæta.
Ex magna cœna stomacho fit maxima pœna ;
      Ut sis nocte levis, sit tibi cœna brevis :
Pone gulæ metas ut sit tibi longior ætas ;
Ut medicus fatur : parcus de morte levatur.

---

1 J'ai corrigé ces deux vers en combinant les leçons d'Ackermann et de plusieurs manuscrits.

Ne bois jamais sans soif, ne mange pas sans faim :
L'excès en ces deux points enfante un mal certain.
Consulte la raison, et, si tu m'en veux croire,
Quand tu quittes le bain, souviens-toi de peu boire.
Instruit des soins à prendre, un médecin prudent
Les trace avec méthode, et des écueils défend
Son client rassuré. D'une table modeste,
Convive rarement (la chose est manifeste)
Sortit malade, au lieu qu'un repas somptueux
Attire et médecins et cent maux avec eux.
Ne prends, que pour céder à prière trop forte,
Des mets très-différents, des vins de mainte sorte ;
Crains du lait et des vins le mélange odieux :
Sinon, sur toi la lèpre étend son voile affreux.
Avant les mets servis comme en quittant la table,
Lave tes mains selon l'usage respectable.
Nul écart de régime : à moins que ta santé
N'approuve un changement qu'elle-même a dicté.
Le malaise suivrait, Hippocrate l'atteste,
Du régime adopté le changement funeste.
Un régime uniforme, excellent médecin,
Surpasse des docteurs l'art et le savoir vain.
Pauvres, de simples mets couvrez la pauvre table,
Le régime est pour vous un repas délectable.
Un superbe festin gâte les estomacs,
Tandis qu'un sommeil pur suit un léger repas.
La santé se conserve avec l'économie ;
La lourde gourmandise abrége et rompt la vie.

Os extra madefac, dum pluribus associatus;
Si solus fueris, potes interiora lavare.

VICTUS RATIO SECUNDUM ANNI TEMPORA.

Temporibus veris modice prandere juberis,
Sed calor æstatis dapibus nocet immoderatis :
Autumni fructus caveas ne sint tibi luctus ;
De mensa sume, quantum vis, tempore brumæ.

DE POTU.

POTUS AD TUENDAM VALETUDINEM CONFERENS.

Inter prandendum sit sæpe parumque bibendum ;
Ut minus ægrotes non inter fercula potes ;
Ut vites pœnam de potibus incipe cœnam.
   Singula post ova, pocula sume nova.
Vinum corde vetus corpus desiccat et urit,
Et choleram nutrit; ventrem constringere fertur :
Si jungas aquam moderanter, corpora nutrit.
Sæpe bibendo parum, pondus laxas epularum.
   Et liquor ipse tibi proderit, atque cibus.
Sunt nutritiva plus candida dulcia vina.
Si vinum rubeum nimium quandoque bibatur,
Venter stipatur, vox limpida turbificatur.
Vinum lymphatum generat lepram cito potum ;
Illud ergo convenit non sumere, ni bene mixtum.

Un médecin l'a dit : Le sage ne meurt pas,
Qui jamais ne s'assit qu'à modeste repas.
Es-tu seul? Baigne d'eau ta bouche et ton visage,
Ta face uniquement, si quelqu'un t'envisage.

DES REPAS AUX DIVERSES SAISONS.

Au printemps mange peu, fuis un fatal excès ;
Crains de l'été brûlant les innombrables mets ;
Crains l'automne homicide et ses fruits redoutables;
L'hiver, puise sans peur à d'abondantes tables.

DE LA BOISSON.

BOISSON AMIE DE LA SANTÉ.

Souviens-toi, le conseil importe aux estomacs,
De boire fréquemment mais peu dans les repas.
Prélude à tout festin en te versant rasade,
Boire entre tous les mets est un excès maussade.
Après chaque œuf, avale une coupe sans peur;
Ainsi de l'estomac tu préviens la torpeur :
Du poids alourdissant des mets il se soulage,
Et digère aisément mets solide ou breuvage.
Le vin trop capiteux brûle et dessèche un corps
Dont la bile allumée irrite les ressorts ;
Et l'intestin, dit-on, s'enflamme et se resserre ;
Mais qu'un peu d'eau s'y mêle, il devient salutaire.
Le vin blanc est plus doux, il est plus nourrissant.
Trop fêté, le vin rouge échauffera le sang,

Si vis perfecte, si vis te vivere recte,
Disce parum bibere, sis procul a venere.
Si tibi serotina noceat potatio vini,
Hora matutina rebibas, et erit medicina.
Post vinum verba, post imbrem nascitur herba ;
Post studium scire, post otia multa perire ;
Post florem fructus sequitur, post gaudia luctus.
Si vox est rauca, bibe vinum [1] quod bibit aucha.

Melius vinum.

Gignit et humores melius Vinum meliores.
Si fuerit nigrum, corpus reddet tibi pigrum.
Vinum sit clarum, vetus, subtile, maturum,
Ac bene lymphatum, saliens, moderamine sumptum.
Dum saltant atomi, patet excellentia vini.
Vina probantur odore, sapore, nitore, colore.
Si bona vina cupis, quinque F plaudentur in illis :
Fortia, formosa, fragrantia, frigida, fusca.
Vinum spumosum, nisi defluat, est vitiosum.
Spuma boni vini in medio est, in margine pravi.

[1] Il va sans dire que c'est de l'eau qu'il s'agit. — L'École de Salerne
n'est pas avare de jeux de mots.

Troublera de la voix la pureté limpide.
Un vin trop excitant produit la lèpre aride ;
Trempe donc toujours d'eau ce nectar si vanté.
Veux-tu, sage et discret, ménager ta santé,
Apprends à boire peu ; plus discret et plus sage,
Des chaînes de Vénus dédaigne l'esclavage.
Le soir, par aventure, as-tu bu trop de vin ?
Pour guérir cet excès, bois encor le matin.
Si le vert gazon pousse aux gouttes de la pluie,
La langue au vin jaseur s'humecte et se délie,
L'esprit naît de l'étude et meurt d'oisiveté,
Le fruit succède aux fleurs, le deuil suit la gaîté.
Pour vaincre un enroûment, bois, en fait de liquide,
Le vin qu'absorbe l'oie ou le canard avide.

Le meilleur vin.

Le Vin dans les humeurs verse son influence :
Est-il noir ? dans le sang il répand l'indolence.
J'estime un vin mûri dont la chaude liqueur
Fait sauter le bouchon et ravit le buveur ;
Quand sa vertu dénote une illustre vieillesse,
De ses dons généreux usons avec sagesse.
Je cherche dans un vin le brillant, la couleur,
J'y cherche plus encor le bouquet, la chaleur ;
Je veux qu'il ait du corps, une teinte écarlate,
Que pétillant, mousseux, en écume il éclate.
A l'écume le vin se jugera d'abord :
Bon, elle reste au centre, et, mauvais, court au bord.

Vini subtilis effectus.

Vinum subtile facit in sene cor juvenile ;
Sed vinum vile reddit juvenile senile.
Dat purum vinum tibi plurima commoda : primum
Confortat cerebrum, stomachum reddit tibi lætúm,
Fumos evacuat, et viscera plena relaxat ;
Acuit ingenium, visum nutrit, levat aures,
Corpus pinguificat, vitam facit atque robustam.

Vinum cardiaco nocivum [1].

Numquam cardiaco cyathum missurus amico.

Bona potio.

Salvia cum Ruta [2] faciunt tibi pocula tuta :
Adde rosæ [3] florem, minuit potenter amorem.

Vini novi effectus.

Dant nova pectori majorem Vina calorem ;
Urinam procurant, capiti nocumenta ministrant.

---

1 Ce vers est cité par Magister Bartholomæus dans le traité *De curatione ægritudinum.* Voy. *Collect. Salernitana,* t. 1, p. 237 (*De passione cardiaca*): Dabis etiam subtilissimum vinum, de quo dixit auctor : Numquam, etc. — 2 *Ruta graveolens.* — 3 *Rosa centifolia.*

Effets du bon vin.

Le bon Vin au vieillard rend vigueur de jeunesse ;
Au jeune homme un vin plat prête un air de vieillesse.
Le vin pur réjouit le cerveau contristé,
Et verse à l'estomac un ferment de gaîté.
Il chasse les vapeurs et les met en déroute,
Des viscères trop pleins il dégage la route,
De l'oreille plus fine aiguise les ressorts,
Donne à l'œil plus d'éclat, plus d'embonpoint au corps,
De l'homme plus robuste allonge l'existence,
Et de l'esprit dormant réveille la puissance.

Danger du vin pour un malade.

Quand ton ami se plaint d'un estomac sensible,
Ne verse pas au mal une coupe nuisible.

Bonne potion.

Si la Sauge ou la Rue en ta coupe est versée,
Vide-la hardiment : ton ivresse est chassée.
Du rosier la fleur jointe à des vins généreux
Affranchira ton cœur du tourment amoureux.

Effets nuisibles du vin nouveau.

Au cœur le Vin nouveau provoque la chaleur,
Mais il monte au cerveau du confiant buveur,
Et de vapeur confuse il étourdit sa tête :
D'urine un flot soudain coule et plus ne s'arrête.

Sunt calefactiva generaliter omnia vina.
Ebrius efficitur citius potans vina nigra ;
Ventres constringunt, urunt, et viscera lædunt.

Mustum.

Provocat urinam Mustum, cito solvit et inflat ;
Hepatis enphraxin, splenis generat lapidemque.

Cerevisia.

Non sit acetosa Cerevisia, sed bene clara,
De validis cocta granis satis ac veterata [1] ;
De qua potetur, stomachus non inde gravatur.
Grossos humores nutrit cerevisia ; vires
Præstat, et augmentat carnem, generatque cruorem ;
Provocat urinam, ventrem quoque mollit et inflat.

Coffæum.

Impedit atque facit somnos, capitisque dolores
Tollere Coffæum novit, stomachique vapores ;
Urinare facit ; crebro muliebria movit.
Hoc cape selectum, validum, mediocriter ustum.

---

1 Alii : humulata.

Tout vin, en général, échauffe, appesantit ;
D'ivresse plus rapide un vin noir abrutit :
Il charge l'estomac, le trouble, le resserre,
Irrite l'intestin et brûle ce viscère.

Vin doux.

Le Vin doux de l'urine accélère le cours,
Du ventre qu'il dégage arrondit les contours,
Et du foie obstruant les vaisseaux engorgés,
Engendre des calculs dans la bile logés.

Bière.

La Bière qui me plaît n'a point un goût acide ;
Sa liqueur offre à l'œil une clarté limpide.
Faite de grains bien mûrs, meilleure en vieillissant,
Elle ne charge point l'estomac faiblissant ;
Elle épaissit l'humeur, dans les veines serpente
En longs ruisseaux de sang, nourrit la chair, augmente
La force et l'embonpoint ; l'urine accroît son cours;
Et du ventre amolli se gonflent les contours.

Café.

Il invite au sommeil ou bien le met en fuite,
Guérit maux d'estomac et migraine maudite,
D'une urine abondante il provoque le cours,
Et du flux menstruel il rapproche les jours :
Choisis donc avec soin une graine odorante.
Peu brûlée, et l'écrase en liqueur enivrante.

Acetum.

Infrigidat modicum, sed plus desiccat Acetum :
Emaciat, macerat, melan [1] dat, sperma minorat;
Siccos infestat nervos et pinguia siccat.

Liquores e pomo et e pyro.

Jam sua Neustriaci jactent Pyra Pomaque campi,
De quibus elicies mustum, calidosque liquores;
Quod si sorbebis, pinguesces atque valebis.

Medo.

O dulcis Medo, tibi pro dulcedine me do [2] !
Pectus mundificas, ventrem tu, medo, relaxas.
Hoc dicit medo : qui me bibit hunc ego lædo ;
Hoc sic vult medo : cum confestim sibi me do,
Stringit medo venam et vocem reddit amœnam.

Potus aquæ.

Potus aquæ sumptus fit edenti valde nocivus.
  Hinc friget stomachus, crudus et inde cibus.
Si sitis est, bibe quod satis est, ne te sitis urat ;
Quod satis est, non quod nimis est, sapientia curat.

1 Apocope, pour *melancholiam.*
2 Nous n'avons pas cherché à rendre ce jeu de mots intraduisible, ré-
pété deux fois en quatre vers.

Vinaigre.

Il dessèche beaucoup et refroidit un peu,
De bile noire au corps il allume le feu,
Il agace les nerfs, amaigrit, exténue,
Et du sperme amoindrit la semence ténue.

Cidre et poiré.

Plaines et champs fameux de l'antique Neustrie,
Des Pommiers, des Poiriers ô féconde patrie,
De tes riches pressoirs le doux jus si vanté
Prodigue à tes enfants la graisse et la santé.

Hydromel.

Bienfaisant Hydromel, ta suave liqueur
Dégage l'intestin et ranime le cœur,
Et resserrant le cours d'une veine trop pleine,
Donne à la voix plus pure un charme qui m'entraîne.

Eau comme boisson.

L'eau, fatale boisson, nuisible en un repas,
Refroidit l'estomac qui ne digère pas :
Bois-en, soit, mais très-peu, si la soif te talonne;
Assez, pas trop : ainsi la sagesse l'ordonne.
D'une eau trop abondante en l'estomac noyé,
Ne va pas submerger l'aliment délayé.

Potus aquæ nimium stomachum confundit et escas.
Si sitiant homines calidi potare fluentem,
Temporis ardore, modice tunc frigida detur.
Est pluvialis aqua super omnes sana, lætosque
Reddit potantes ; bene dividit et bene solvit.
Est bona fontis aqua, quæ tendit solis ad ortum,
Sed, ad meridiem tendens, aqua nocet omnis.

CIBORUM NATURA AC VIRES.

CIBI MULTUM NUTRITIVI.

Ova recentia [1], vina rubentia, pinguia jura,
Cum simila pura, naturæ sunt valitura.
Nutrit et impinguat triticum, lac, caseus infans,
Testiculi, porcina caro, cerebella, medullæ,
Dulcia vina, cibus gustu jucundior, ova
Sorbilia, maturæ ficus, uvæque recentes.
Pane novo, veteri vino, si possit haberi,
    Carne frui juvene, consulo, pisce sene.
Caseus orbatus, panisque recens oculatus,
Et pulli stulti, piscesque senes et adulti,
    Et vinum saliens, hoc mihi conveniens,
Talis pastura non est sanis nocitura.

1 Alii : trementia.

Pour éteindre le feu de ta soif dévorante,
Ne bois pas à longs traits une eau froide et courante,
D'un peu d'eau fraîche humecte un gosier irrité.
Au tempérant buveur, inspirant la gaîté,
Dissolvant et cuisant tous mets, l'eau pluviale
Propice à la santé, ne craint pas de rivale.
La source, à l'Est coulant, se boit avec plaisir ;
Descend-elle au Midi ? réprime ton désir.

NATURE ET QUALITÉS DES ALIMENTS.

ALIMENTS NOURRISSANTS.

Vin rouge, œufs frais, purée et coulis gras, d'un corps
Nourri solidement accroissent les ressorts.
Un léger incarnat fleurira ton visage,
Si pour mets tu choisis pain de froment, laitage,
Cervelle, chair de porc, nouveau fromage, œufs frais,
Moelle, tous aliments savoureux au palais ;
Vins sucrés ; au dessert, les grappes de la treille,
Et les fruits du figuier, mûrs, à face vermeille.
Adopte, à mon avis, pain frais et vin très-vieux,
Chair jeune et vieux poisson, tu t'en porteras mieux.
Du pain frais rempli d'yeux, un large et rond fromage,
Tendre et jeune poulet, et poisson d'un bel âge,
Sont les mets préférés que mon goût a choisis ;
Le vin qui les arrose est pétillant, exquis.

CIBI NOCIVI.

Persica, poma, pyra, lac, caseus et caro salsa,
Et caro cervina, leporina, bovina, caprina,
Hæc melancholica sunt, infirmis inimica;
Anserina caro salsa sicut est anatina.
Frixa nocent, elixa fovent [1], assata coercent;
Acria purgant, cruda sed inflant, salsaque siccant.

Non comedas crustam, choleram quia gignit adustam.
Urunt res salsæ visum, spermaque minorant,
Et generant scabiem, pruritum sive rigorem.

CONDIMENTA.

Vas condimenti præponi debet edenti,
  Nam sapit esca male, quæ datur absque sale.
Sal primo poni debet, primoque reponi,
  Non bene mensa tibi ponitur absque sale.
Sal virus refugat, et non sapidumque saporat.

---

[1] Alii : favent.

ALIMENTS NUISIBLES.

Poires, pommes et lait, fromage et chair de lièvre,
Chair de bœuf ou de cerf, chair salée ou de chèvre,
Sont tous mets dangereux en un corps languissant,
Où d'une bile noire ils allument le sang.
Le canard comme l'oie offre une chair salée,
Qui d'un estomac faible est mal assimilée.
Redoute les mets frits; pour la plupart des gens,
Les bouillis sont fort bons, et les rôts, astringents.
Les crudités de vents provoquent la naissance,
Les salaisons d'un corps arrêtent la croissance,
En dessèchent le suc, tandis que les amers,
Le purgeant des humeurs, en ravivent les chairs.
Ne mange pas de croûte, elle enflamme la bile;
Les salaisons du sperme en un corps trop débile
Amoindrissent le germe, elles brûlent les yeux,
Enfantent lèpre immonde et prurit ennuyeux.

CONDIMENTS.

Le sel à ton convive est d'abord présenté,
Sans le sel, plus d'un mets est fade et peu goûté.
A chasser les virus ce condiment habile,
Change un mets sans saveur en un mets fort utile.

BONA SALSA.

Salvia, serpillum, piper [1], allia [2], sal, petrosillum [3],
    Ista simul redolent, suntque terenda simul.
His adde recens cardamomum pyrethrumque,
    Cinnama, muscatas, singula trita diu ;
Sic, cum miscueris herbis speciebus acetum,
    Conficiendus erit nobilis iste sapor.
Sic sapor ex multis, concordi lite, fit unus,
    Provocet et stomachum, sollicitetque gulam.
Si bene condantur et aceto confiteantur,
Ex his fit salsa, si non sit regula falsa.

SAPORES CALIDI, TEMPERATI, FRIGIDI.

Hi fervore vigent tres : salsus, amarus, acutus.
Unctus, insipidus, dulcis dant temperamentum.
Alget acetosus, sic stipans, ponticus atque.

---

[1] *Piper nigrum.* — [2] *Allium sativum.* — [3] *Apium petroselinum.*

ASSAISONNEMENTS.

Ail, sauge et serpolet, sel, persil, poivre unis,
Dans le vinaigre à point assemblés et confits,
Offrent aux mets divers un condiment utile,
Qui réveille et stimule un estomac débile.
Le cardamome frais, le pyrèthre entassé,
Relèvent la saveur du mélange épicé ;
La muscade broyée et le pur cinnamome
De leur piquante essence y répandront l'arome.
De ces variétés l'accord unique, heureux,
Rehausse encor le goût d'aliments savoureux,
Et l'appétit blasé, l'avide gourmandise
Y raniment le feu d'une ardeur qui s'épuise.

SAVEURS CHAUDES, TEMPÉRÉES, FROIDES.

Les saveurs chaudes sont : salée, amère, acide.
La douce est tempérée ainsi que l'insipide,
La grasse également ; mais l'aigre rafraîchit ;
L'âcre saveur des mers resserre et refroidit.

CIBI VARII.

Panis.

Panis salsatus, fermentatus, bene coctus,
Purus, sit sanus; qui non ita, sit tibi vanus.
Panis nec calidus, nec sit nimis inveteratus,
Sed fermentatus, oculatus ac bene coctus,
Et salsus modice; frugibus validis sit electus;
Non bis decoctus, non in sartagine tostus.
Est omnis vitiosa repletio, pessima panis.
Plus panis comedas cum pisce, fructibus, herbis,
At cum carne minus, duris sed adhuc minus ovis.

Vippa.

Bis duo Vippa [1] facit : dentes mundat, dat acutum
Visum ; quod minus est implet, minuit quod abundat;
Vippa famem frenat, oculos dentesque serenat,
Et stomachum mundat, sic anhelitum quoque fugat;
Ingeniumque acuit ; replet, minuit simul ossa.

[1] Erat veteribus jentaculum buccea ex vino, quod genus barbari a vino et pane *vippam* (soupe au vin) vocant. *Ermol Barbar. in Comment. super Dioscor.* Lib. V, c. LXV.

METS DIVERS.

Pain.

J'estime un Pain salé, bien fermenté, bien cuit,
De pur froment, qu'on mange avec aise et profit.
Je ne veux pas un pain fait dans la poêle à frire;
Qu'on se garde surtout deux fois de le recuire.
Je l'aime d'yeux pourvu, ni trop sec ni trop chaud,
De farine choisie et d'un grain sans défaut.
Toute réplétion est dangereuse à table ;
Celle de pain encore est la plus redoutable.
Le pain s'unit à l'herbe, aux poissons, aux fruits mûrs,
A la viande très-peu, moins encore aux œufs durs.

Pain trempé de vin.

Le Pain trempé de vin, ce déjeuner antique
Des aïeux du bon temps, par ses vertus s'explique :
Il émonde les dents, il éclaircit les yeux,
Et calme de la faim les abois furieux,
Balaye en l'estomac l'impureté, l'entraîne;
Et de l'essoufflement guérit la courte haleine;
Es-tu maigre, il t'engraisse, et trop gras, t'amaigrit?
Et, ce qu'on croirait moins, il aiguise l'esprit.

Carnes variæ.

Est Caro porcina, sine vino, pejor ovina ;
Si tribuis vina, tunc est cibus et medicina ;
Carnes porcinæ cum cepis sunt medicinæ.
Sunt gallinaceæ, perdicinæ et phasianæ,
Ast hedulinæ carnes, tibi sunt medicinæ.
Perdix perditur [1], si frigida non comedetur.
Sunt nutritivæ multum carnes vitulinæ.
In medio æstatis, capræ caro suavior exstat ;
Autumno vulpes, passer, ficedula, turdus.
Æstate, anguilla et cervus ranæque cavendæ ;
Pingues sunt, bruma, gallina, aper, anser, alauda.

Animalium viscera.

Egeritur tarde cor, digeritur quoque dure ;
Similiter stomachus, melior fit in extremitates.
Reddit lingua bonum nutrimentum medicinæ ;
Digeritur facile pulmo, cito labitur ipse ;
Est melius cerebrum gallinarum ac reliquorum,
Sed bene turturis, aliud quodcumque vitare.
Cessat laus hepatis, nisi gallinæ vel anatis ;
Dissuadentur edi renes nisi solius hædi ;

---

1 Jeu de mots sur *perdix perditur*. On connait la fable ancienne et la métamorphose en perdrix du neveu de Dédale. Ovid., *Métam.* VIII, 241, sq.

Chairs diverses.

Sans vin, la Chair de porc cède à la chair d'agneau ;
Le vin fait d'elle un mets, un remède nouveau.
La même chair de porc, d'oignons assaisonnée,
Souvent avec succès en remède est donnée :
Mange à ce titre encor poule, faisan, chevreau ;
Ne point le manger froid, c'est perdre son perdreau.
Du veau choisis la chair et tendre et nourrissante ;
Dans le cœur de l'été, la chèvre est succulente ;
Plus tard, mange moineau, grive, renard ; l'été
Grenouille, anguille et cerf sont un mets redouté.
Charge, l'hiver venu, table grasse et complète
D'oie et de sanglier, de poule et d'alouette.

Viscères des animaux.

Le cœur des animaux se digère avec peine,
Le long des intestins lentement il se traîne ;
Leur estomac aussi cause un grave embarras.
Mais leurs extrémités sont des mets délicats.
Comme un aliment sain la médecine vante
La langue ; le poumon d'une facile pente
Dans les viscères glisse et s'échappe aisément.
La cervelle de poule est passable aliment,
Du pigeon la cervelle encore est préférable,
Mais évite avec soin tout autre mets semblable.
Hormis chez le canard, le foie a peu d'appas.

Splen melancholiam gignit, digestivam [1] tibi tollit;
Splen capræ, spleneticis mansus, sæpe salubris;
Corda cervorum removebunt sella (?) dolorum;
Corda suillarum sunt demptio tristitiarum.
Ilia porcorum bona sunt, mala sunt reliquorum,
Nec nisi natorum desuta matre suorum.

Volatilia sana.

Omne genus volucris perhibetur mollius esse,
At laudabilis, caro cujus candida restat.
Sunt bona gallina, capo, turtur, sturna [2], columba.
Quiscula [3], vel merula [4], phasianus, ortygometra [5],
Perdix, frigellus [6], orex [7], tremulus [8], amarellus [9].

   Aucha petit bacchum, mortua; viva, lacum.
Aucha sitit Coum mensis, campis Acheloum.
O fluvialis anas, quanta dulcedine manas!
Si mihi cavissem, gulæ si fræna dedissem,
   Febres quartanas non revocasset anas.

[1] Sous-entendu *facultatem.* — [2] *Sturnus vulgaris.* — [3] *Coturnix.* — [4] *Turdus merula.* — [5] *Rallus crex.* — [6] *Turdus iliacus.* — [7] *Tetra Bonasia.* — [8] *Motacilla alba.* — [9] *Mergus.*

Du seul chevreau les reins ne se refusent pas.
D'une rate parfois naît la mélancolie,
Et par elle se voit la puissance affaiblie
D'un estomac souffrant. La rate de chevreau
Pour la rate obstruée est remède nouveau.
Le cœur de cerf fait fuir les douleurs irritantes,
Et le cœur du pourceau, les tristesses constantes.
Les viscères du porc n'offrent aucun danger,
Ceux d'autres animaux ne se peuvent manger.
Respecte les petits jusqu'au temps où leur mère,
Déjà sacrifiée, a perdu la lumière.

Volatiles sains.

Poule, grive, chapon, colombe, tourtereau,
Merle, faisan, plongeon, perdrix, râle, étourneau
Offrent tous une chair et saine et délicate
A l'estomac gourmand qu'elle caresse et flatte.
Morte, l'oie est baignée en un vin bouillonnant,
Vivante, elle plongeait dans un fleuve écumant ;
Noyée au vin de Cos sur la table insensible,
Naguère elle jouait sur un beau lac paisible.
O canard des marais, que ton mol aliment,
Au fond de l'estomac, glisse légèrement !
Eussé-je de ma bouche arrêté la licence,
La fièvre n'aurait pas lassé ma patience.

Pisces.

Si Pisces molles sunt, magno corpore tolles ;
Si pisces duri, parvi sunt plus valituri :
In Venerem impellunt pisces atque omnia salsa,
   Hinc est quod pelago dicitur orta Venus.
Lucius [1] et perca [2], saxaulis [3] et albica [4], tinca [5],
Gornus [6], plagitia [7] cum carpa [8], galbio [9], truta [10]
Grata dabunt pisces hi, præ reliquis, alimenta.
Vocibus anguillæ nimis obsunt, si comedantur ;
Qui physicam non ignorant, hoc testificantur.
Caseus, anguilla, mortis cibus ille vel illa,
   Vel cui, vel quibus est ille, vel illa, cibus.
Percutitur lepra, qui manducat insimul ista,
   Ni tu sæpe bibas et rebibendo libas.
Non nocet anguilla, vino si mergitur illa.
Carnes propositæ piscium tibi sunt evitandæ ;
Si comedas pisces, cetosi sint atque squamosi,
Tracti super aquam mundam, claramque, petrosam,
Et sint bulliti vino cum petroselino.
Cauda regit, medium nutrit, caput est soporosum.
Piscis, habens rubeas carnes, multum nocet ægris :
Anguillæ caro tale nunquam competit illis.
Per loca petrosa pisces nantes, fluviales,
Exstant, ægrotos ad vescendum, potiores.

---

1 *Esox Lucius.* — 2 *Perca fluviatilis.* — 3 *Cobitis barbatula.* — 4 *Gadus morrhua.* — 5 *Cyprinus tinca.* — 6 *Parvus piscis albus.* — 7 *Pleuronectes platessa.* — 8 *Cyprinus carpio.* — 9 *Raja.* — 10 *Salmo fario.*

Poissons.

Choisis gros le Poisson d'une molle nature,
Préfère-le petit, lorsque sa chair est dure.
Poissons et mets salés disposent à l'amour,
Et de la mer, dit-on, Vénus naquit un jour.
Perche, carpe et saumon, raie, ésoce et morue,
Tanche, plie et brochet, goujon, truite et barbue,
Distingués entre tous par leur goût merveilleux,
A la table offriront des mets délicieux.
Bonne au palais, l'anguille à la voix est contraire,
L'homme instruit ne saurait ignorer ce mystère.
L'anguille ou le fromage au convive est fatal,
Si, par force boissons, il ne prévient le mal.
Sur qui mange des deux la lèpre se déploie.
L'anguille ne nuit pas, si de vin on la noie.
Redoute des poissons l'aliment dangereux,
Ou choisis-les, du moins, énormes, écailleux,
Vivant sous l'eau de roche et claire et transparente
Et cuis-les dans un vin baigné d'herbe odorante.
La queue au gouvernail de modèle a servi,
La tête au sommeil porte un mangeur assoupi.
L'homme sans nul danger se nourrira du reste.
La chair de poisson rouge au malade est funeste.
L'anguille est innocente et flattera son goût ;
S'il est convalescent, qu'il réclame avant tout
Le poisson délicat qui, sur un fond de pierre,
De sa luisante écaille argente la rivière.

Æquoreus piscis humores nutrit amaros,
Et pinguis piscis febres alit, et caro pinguis.

Halec.

Halec assatum convivis est bene gratum ;
De solo capite faciunt bene fercula quinque.

Ova.

Si sumas Ovum, molle sit atque novum.
Filia presbyteri jubet hæc pro lege teneri :
Quod bona sunt ova candida, longa, nova ;
Hæc tria sunt norma ; vernalia sunt meliora ;
Et gallinarum tibi sint, non aliarum.
Post ovum bibens, medico clam surripo pœnam.
Anseris ovum non bene nutrit, nec bene solvit ;
Gallinæ coctum, non ex toto bene nutrit,
Et leviter solvit : non est sanabile frixum.
Post ovum molle, bonum haustum tibi tolle ;
Post durum, bibe bis ; sic sano corpore vivis.

Lac.

Lac eticis sanum : caprinum post chamelinum ;
Postque jumentinum, chamelinum ; et post asininum ;
Ac nutritivum plus omnibus est asininum ;
Plus nutritivum vaccinum sit et ovinum.
Si febriat caput et doleat, non est bene sanum.
Humectat stomachum, proprium nutritque calorem
Hepatis, et stomachi contemperat immoderatum ;

Crains le poisson de mer : ton humeur s'en aigrit ;
Crains le poisson trop gras : ta fièvre s'en nourrit.

Anchois.

D'Anchois grillés l'aspect réjouira les tables,
La tête suffit seule à cinq mets délectables.

Œufs.

Fais cuire à ton repas des Œufs frais et mollets,
Imite du curé la servante : prends-les,
Blancs, longs, nouveau-pondus ; et, pour les mieux connaître,
Préfère à tous, les œufs que ta maison vit naître.
Boire, en mangeant un œuf, est un précepte sain ;
J'échappe, en le suivant, au mal, au médecin.
L'œuf de poule, admis seul, mais non frit, sur la table,
De l'oie exclura l'œuf, plus lourd, moins profitable.
Après un œuf mollet, bois : un coup suffira ;
Deux coups, si l'œuf est dur ; sinon, il t'en cuira.

Lait.

De chèvre, ou de jument, de chamelle ou d'ânesse,
Le lait de la poitrine allége la faiblesse.
Ce dernier parmi tous est le plus nourrissant,
Mais le lait de brebis, de vache passe avant.
Si ton crâne est en feu, si la fièvre cruelle
Te brûle, crains le lait, il double un mal rebelle.
Le lait de l'estomac tempère la chaleur,
En revanche du foie il entretient l'ardeur ;

Provocat urinam, confert pinguedine dempta,
Et mollit ventrem: humores solvere fertur.
Lac vaccæ multum confortat membra calore;
Dissipat humorum morsum nocivum calidorum;
Carnes augmentat, matricis vulnera sanat;
Humectat corpus hominis lac, atque refrigdat
Quæque cibaria dura turbida viscera reddunt.

Butyrum et serum.

Lenit et humectat, solvit sine febre Butyrum.
Incidit atque lavat, penetrat, mundat quoque Serum.

Caseus.

Caseus [1] est frigidus, stipans, crassus, quoque durus;
    Caseus ille sanus, quem dat avara manus.
Caseus et panis, bonus est cibus hic bene sanis;
Si non sunt sani, non jungito casea pani.
Caseus est nequam, quia concoquit omnia sequam.
    Caseus, ante cibum, cibus est, post, medicina.
Caseus et cepæ véniant ad prandia sæpe.
Ignari medici me dicunt esse nocivum :
    Sed tamen ignorant cur nocumenta feram;

1 On remarquera la diversité d'opinions professées sur les mérites du
fromage. Chacun peut choisir celle qui est d'accord avec son goût.

Il provoque l'urine et fond l'excès de graisse,
Amollit l'intestin et lui rend sa souplesse.
Surtout le lait de vache accroît les chairs du corps,
Des muscles qu'il nourrit humecte les ressorts,
D'une humeur corrosive adoucit la morsure,
De l'utérus souffrant amortit la blessure,
Et des aliments crus corrigeant l'âpreté,
Préserve l'estomac de leur rude âcreté.

Beurre et serum.

Le Beurre, émollient, doux et frais laxatif,
Sans te donner la fièvre, au ventre est purgatif.
Incisif et mordant, le petit-lait nettoie
Les conduits qu'il pénètre, en émonde la voie.

Fromage.

Astringent, indigeste et froid est le Fromage :
Que ton avare main l'enferme et le ménage.
Fromage et pain sont bons pour qui se porte bien,
Autrement ce mélange est lourd et ne vaut rien.
Le fromage est nuisible, et sa présence altère
Les mets que l'estomac avec peine digère.
Si le fromage seul peut servir d'aliment,
A la fin du repas, c'est un médicament ;
Les oignons, le fromage au souper que j'apprête,
Sont bienvenus toujours, toujours je leur fais fête.
D'ignorants médecins me prétendent fatal,
Impuissants à prouver que je cause aucun mal ;

Expertis reor esse ratum, nam commoditate
  Languenti stomacho caseus addit opem [1].
Caseus ante cibum confert, si defluat alvus;
  Si post sumatur, terminat ille dapes:
Qui physicam non ignorant, hæc testificantur.
Ad fundum stomachi dum sumpta cibaria condit,
  Vim digestivam non minus ille juvat.
Si stomachus languet, vel si minus appetit, iste
  Fit gratus stomacho, conciliatque cibum.
Si sit crustosus, per lucem non oculatus,
  Ejusdem sic onus dicitur esse bonus,
Non Argus, Largus; non Matusalem, Magdalena;
  Non Petrus, Lazarus; caseus iste bonus.
Caseus incendit stomachum salsus, veteratus;
Si sero digeritur, ventrem constringere fertur,
Ac defrigdare. Salsus, plus nutrit ovinus
Caseus, et modicum perhibetur stringere ventrem.
Caseus, insulsus, bene digerit et bene solvit.   .

De piso et faba.

Pisum [2] laudandum decrevimus ac reprobandum :
Est inflativum cum pellibus atque nocivum,
  Pellibus ablatis, sunt bona pisa satis.
Corpus alit faba, constringit cum cortice ventrem;

1 Le fromage lui-même plaide en sa faveur et se défend contre des accusations téméraires. — 2 *Pisum sativum.*

Profonde est leur erreur : toujours l'expérience,
Montre qu'estomac faible en moi trouve assistance.
Contre un ventre lâché, bon avant le repas,
Au dessert le fromage offre encor son appas.
L'homme instruit reconnaît son bienfaisant usage
Qui des mets entassés hâte le prompt partage,
Et de l'estomac plein active la lenteur.
D'un languissant organe il ranime l'ardeur,
Stimule un estomac qui s'éveille avec peine,
Et facilite aux mets un cours exempt de gêne.
Choisis donc avec soin : de sa croûte vêtu,
Le fromage sera, moins qu'Argus, d'yeux pourvu,
Du vieux Mathusalem qu'il n'emprunte pas l'âge,
Que Madeleine en pleurs inonde son visage,
De Pierre qu'il n'ait point l'ingrate dureté,
Mais de Lazare affreux l'ulcère ensanglanté.
Vieux, salé, l'estomac lentement le digère ;
L'intestin s'en échauffe et bientôt se resserre.
De brebis le fromage est le plus nourrissant ;
Sans sel, plus digestif, il est plus relâchant.

Pois et fèves.

Le Pois mérite ensemble et le blâme et l'éloge :
Dure, épaisse et venteuse est la peau qui le loge ;
Ote la pellicule, et le reste en est bon.
Pour la goutte des pieds la fève est un poison.
Nourrissante est la pulpe, astringente l'écorce ;
De l'estomac, des yeux elle abolit la force ;

4

Desiccat phlegma, stomachum lumenque relidit.
Manducare fabam caveas, parit illa podagram ;
Mundat, constipat, nec non caput aggravat, inflat.
Jus olerum cicerumque [1] bonum; substantia, prava.

DE HERBIS EDULIBUS.

OLERA VERIS.

Omne virens, vere, tibi dicitur esse salubre ;
Maxime betonica, lactuca, spinachia, radix [2],
Lupulus et caules; petrosillo junge lapasses [3].

OLERA ÆSTATIS.

Blitus cum bleta, violaria chrysolacanna [4],
Atriplices, malvæ [5], lactucæ, portuquelaccæ [6],
Sunt apium [7], rapa [8], sic baucia, pastiquenaca [9].

OLERA AUTUMNI.

O Borrago bona ! tam dulcia sunt tua dona !
    Dicit borrago: gaudia semper ago.
Cardiacum aufert borrago ; gaudia confert.

[1] *Cicer arietinum.* — [2] *Raphanus sativus.* — [3] Pro *Lapatio (rumex).*
— [4] Forsan *Chrysolachanum* Plinii, XXVII, 43. — [5] *Malva silvestris...
rotundifolia.* — [6] *Portulaca oleracea.* — [7] *Apium graveolens.* — [8] *Brassica rapa.* — [9] *Pastinaca sativa,* aut etiam *Daucus carotta.*

Détruit le phlegme ; émonde ; excite, accroît les vents ;
Rend la tête plus lourde et plus obtus les sens.
Des légumes, des pois le jus est agréable
Et fort sain ; mais la chair, nuisible et détestable.

DES HERBES ALIMENTAIRES.

LÉGUMES DE PRINTEMPS.

Quand renaît le printemps, toute herbe est bienvenue :
La bétoine surtout, la rave et la laitue,
Le persil, le houblon, l'épinard onctueux,
Et l'oseille aigrelette, et le chou savoureux.

LÉGUMES D'ÉTÉ.

De légumes l'été donne moisson complète :
La mauve et le pourpier, la laitue et la blette,
La rave et l'épinard, l'endive et le panais,
Beaucoup d'autres encor qui ne manquent jamais.

LÉGUMES D'AUTOMNE.

Tes dons sont précieux, excellente Bourrache !
Tu ramènes bientôt la gaîté qui se cache,
D'un infirme estomac tu guéris les douleurs,
Tu ranimes la joie et tu sèches les pleurs.

OLERA HIBERNA

Nastur [1] sub bruma, cerefolia [2] petroselina,
Neptam [3], cretanos [4], cum cæpis addito porros [5].

RAPA.

Rapa juvat stomachum [6], novit producere ventum.
Provocat urinam, faciet quoque dente ruinam,
Si male cocta datur, hinc emphraxis generatur;
Si male plena datur, tibi tortio [7] sic generatur.
Radix rapa bona est, comedenti dat tria dona:
Visum clarificat, ventrem mollit, bene bombit.
Ventum sæpe rapis, si tu vis vivere rapis.

CAULIS.

Jus Caulis solvit, cujus substantia stringit;
Utraque quando datur, venter laxare paratur.

CICLA.

Cicla [8] parum nutrit, ventrem constipat, et ejus
Coctio si detur, ventrem laxare videtur.

LACTUCA.

Lac Lactuca facit; scotosim, spermamque minorat;
Semine pollutos juvat; sacro convenit igni.
Lactuca, cibus, frigidat hominum bene corpus,
Et ventrem laxat, ut sic somno requiescat.

---

[1] Apocope pour *nasturtium. Sisymbrium nasturtium.* — [2] *Scandix cerefolium.* — [3] *Nepeta vulgaris,* aut *Cataria vulgaris.* — [4] Balzac legit : cretanos (cretenses) *porros.* — [5] *Allium porrum.* — [6] Alii : coïtum. — [7] Alii : tortio tunc. — [8] *Beta cicla.*

LÉGUMES D'HIVER.

Cerfeuil, poireaux, oignons, persil, cresson, cataire :
Voilà ce que pour toi l'hiver cueille et resserre.

RAVE.

Bonne pour l'estomac, elle enfante des vents,
Elle excite l'urine, elle ébranle les dents,
Mal cuite, elle provoque une obstruction lente,
Et creuse, elle produit colique violente.
La rave, aliment sain, fait trois dons précieux :
Elle amollit le ventre, elle éclaircit les yeux,
Soulage par des vents. Mange souvent la rave,
De vents continuels tu deviendras esclave.

CHOU.

Le jus de Chou relâche, et la plante resserre,
Qu'on les mange à la fois, le ventre se desserre.

BETTE.

Par elle peu nourri, le ventre se resserre ;
Mais sa décoction le relâche au contraire.

LAITUE.

Elle donne du lait, elle éclaircit la vue ;
Le feu sacré s'éteint, le sperme diminue ;
De l'homme refroidi détendant les ressorts,
Et relâchant le ventre, elle engourdit le corps.

PASTINACA.

Pastinaca parum nutrit, quoniam subacuta ;
Confortat coitum, nec est, ad menstrua, muta.
Quod pastum tribuat est pastinaca vocata ;
Namque cibum nullæ radices dant meliorem.

SPINACHIA.

De cholera læso Spinachia convenit ori,
Et stomachis calidis ; hujus valet esus amori.

APIUM.

Humores Apium subito totius adjuvat
Corporis et capitis, vulvæ; pueris epilem [1] dat.

BLITUS.

At Blitus generat humores convenientes,
Irrorat phthisicos et compescit sitientes.

FUNGUS.

Usum Fungorum fugias, ne decipiaris;
Nam sunt mortiferi, vitiorum generativi.

ALLIA.

Allia qui, mane, jejuno sumpserit ore,
Hunc ignotarum non lædet potus aquarum.

---

1 Apocope, pour *epilepsiam.*

PANAIS.

Légèrement acide et peu substantiel,
Il excite à l'amour, aide au flux menstruel ;
Sur toute autre racine il prend le pas; on l'aime :
Sa vertu nutritive engendra son nom même [1].

ÉPINARD.

De l'Épinard moelleux l'estomac est avide,
Lorsqu'il est enflammé par une bile acide.

ACHE.

L'Ache, qui des humeurs hâte le cours trop lent,
De l'affreux mal caduc accable un pauvre enfant.

BLETTE.

Dans le corps elle enfante une humeur favorable,
Et du phthisique éteint la soif insatiable.

CHAMPIGNON.

Crains la séduction des Champignons perfides :
S'il en est d'innocents, il en est d'homicides.

AIL.

L'Ail, mâché le matin, corrige la saveur
Des liqueurs et des eaux nouvelles au buveur,

---

[1] Panais vient de *panis*, pain.

Nec diversorum mutatio facta liquorum.
Allia fœtorem pellunt, variantque colorem.
Clarificant raucam, cruda coctaque, vocem.
Sinapis oculis, pectoribus allia prosunt.

CEPA.

De Cepis medici non consentire videntur :
Fellitis non esse bonas, inquit Galienus,
Phlegmaticis vero multum docet esse salubres ;
Præsertim stomacho ; pulchrumque creare colorem ;
Nam medicus sanas Asclepius asserit illas.
Appositas perhibent morsus curare caninos,
Si tritæ cum melle prius fuerint et aceto.
Contritis cepis, loca denudata capillis,
Sæpe fricans, capitis poteris reparare decorem.

PORRUS.

Reddit fœcundas permansus sæpe puellas ;
Illo stillantem poteris retinere cruorem,
Ungis si nares intus medicamine tali.
Si fuerint cocti, porri sunt plus valituri ;
Crudi, detestabiles cholerico ventove feraces.

Chasse l'odeur puante, anime le visage,
Cuit, cru, de la voix rauque il adoucit l'usage.
La piquante moutarde est favorable aux yeux,
Et l'ail pour la poitrine est un tonique heureux.

OIGNON.

On discuta longtemps les vertus de l'Oignon :
Galien pour le fiel prétend qu'il n'est pas bon ;
Mais, dit-il, pour le phlegme il est fort salutaire.
Asclépiade aussi, ce médecin austère,
Vante pour l'estomac ses sucs dont la douceur
D'un visage pâli ravive la couleur.
De miel et de vinaigre imbibe la blessure,
Il guérira du chien la cruelle morsure.
Frotte d'oignons broyés un crâne dénudé :
Bientôt fleurit au front l'ornement demandé.

POIREAU.

Une vierge au Poireau doit la fécondité.
Grâce au poireau, du nez le sang est arrêté ;
Il suffit d'en frotter au dedans la narine,
L'épanchement, soudain suspendu, se termine.
Cuits, les poireaux meilleurs et plus fortifiants,
Crus, engendrent la bile et suscitent les vents.

DE FRUCTIBUS.

NUX.

Post pisces Nux[1] sit, post carnes caseus adsit :
Poma meri pleno ; nux est medicina veneno.
Unica nux prodest, nocet altera, tertia mors est[2] ;
    Judico de nucibus : plus valet una tribus.

PYRA ET POMA.

Adde Pyro potum ; namque est medicina veneno.
Fert pyra nostra pyrus, sine vino sunt pyra virus ;
Si coquis, antidotum pyra sunt, sed cruda venenum.
Cruda gravant stomachum ; relevant pyra cocta gravatum.
Post pyra, da potum : post poma, vade cacatum ;
Ante cibum, stringunt, et post, pyra sumpta, resolvunt.
Pyra sumantur, sed post bona vina sequantur.
Anus pedit dum coclana cruda comedit ;
Si fuerit cocta, tunc est cibus et medicina.
Omnia mala mala, præter Appia Salernitana.
Quando capis poma, de vertice duc perizoma,
Quando capis pyra, tunc primo de vertice gyra ;

1 Fructus *Juglandis regiæ*. — 2 Arnaldus Villanova interpetratur *tres nuces* non quoad numerum, sed quoad *species :* prima *nux muscata*, secunda *nux communis* (fructus *Jugl. reg.*); tertia *nux balistæ*, vel potius *nux Methel* quam Michel Lelong etiam *nucem vomicam* esse putat. (Renzi.)

FRUITS.

NOIX.

Après chair et poisson, servez Noix et fromage :
Une noix passe encor ; deux noix, grave dommage ;
Mais trois noix, c'est la mort. Mon avis, sur les noix,
En résumé, c'est qu'une est préférable à trois.
Au buveur titubant la pomme vient en aide,
Et la noix au poison est un parfait remède.

POIRE ET POMME.

Au dessert, souviens-toi, quand tu manges la Poire,
De boire, en commençant, en finissant, de boire.
La poire est, sans le vin, un dangereux poison
Que la santé redoute avec juste raison.
Mais si la poire crue est un fruit indigeste,
Cuite, elle sait guérir un désordre funeste,
Soulage un estomac qu'elle appesantissait,
Et répare le mal qu'elle-même avait fait.
De vin après la poire un convive est avide,
Après la pomme il faut que son ventre se vide.
Dure avant le dîner, laxative au dessert,
Cuite, de médecine ou de mets elle sert.
De grâce, abstenez-vous des figues de Syrie,
Vieille, ou bientôt j'entends votre ventre qui crie.
A mes yeux toute pomme est mauvaise, sinon
Celle qui d'Appius autrefois prit le nom.
De la pomme cueillie enlève la pelure,
Pour la poire de même, ôte d'une main sûre

Tolle peripsma [1], post ede pulpam, sperne arullam.
Persica, pyra, poma cum cortice sunt meliora.

CERASUM.

Cerasa [2], si comedas, tibi conferet hæc tria dona :
Expurgat stomachum, nucleus lapidem tibi tollet,
Et de carne sua generatur sanguis opimus.

PRUNA.

Infrigidant, laxant, sedantque sitim tibi Pruna.

MORA.

Mora [3] sitim tollunt, recreant cum faucibus uvam.

PERSICA, PASSULA, UVA.

Persica cum musto vobis datur ordine justo
Sumere. Sic est mos nucibus sociare racemos.
Passa nocet spleni, tussi valet, est bona reni.
Utilitas uvæ sine granis et sine pelle :
Dat sedare sitim jecoris, choleræque calorem.

1 *Peripsma* pour *periptisma* (περίπτισμα), pelure. — 2 Fructus *Pruni
Cerasi.* — 3 Fructus *Mori nigræ.*

Son enveloppe lisse, et jetant de côté
Les noirs et secs pepins, mange un fruit trop vanté.
A la pomme, à la poire, à la pêche acidule,
Le goût en est meilleur, laisse sa pellicule.

CERISE.

Mange sans la compter la juteuse Cerise ;
De trois dons précieux elle te favorise :
Elle purge la bile, ôte un calcul pesant,
Et d'un suc doux et pur te rafraîchit le sang.

PRUNE.

La Prune est laxative, elle est rafraîchissante,
Elle apaise le feu de la gorge brûlante.

MURE.

La Mûre fraîche et douce éteint la soif ardente,
Et calme du gosier la chaleur irritante.

PÊCHE, RAISIN SEC ET RAISIN FRAIS.

De même qu'à la noix s'ajoute le raisin,
A la Pêche, de même, on joindra le doux vin.
Le Raisin cuit et sec au foie est dommageable ;
Il est bon pour les reins ; à la toux, favorable.
De pepins et de peau le raisin dépouillé,
Éteint le feu du foie et du phlegme brûlé.

5

FICUS.

Pectus lenificant Ficus, ventremque relaxant,
Seu dentur crudæ, seu cum fuerint bene coctæ.
Impinguant et alunt, varios curantque tumores.
Scrofa, tumor, glandes, ficus cataplasmate cedunt ;
Junge papaver [1] ei, confracta foris trahit ossa.
Pediculos veneremque facit, sed cuilibet obstat.

MESPILA, ÆSCULA.

Multiplicant mictum, ventrem dant Æscula strictum.
Mespila dura bona ; sed mollia sunt meliora.

GRANATUM.

Sudorem profert Granatum [2], lenit et alget.
Psida granati cortex, balaustia flos est.

1 *Papaver somniferum.* — 2 Fructus *Punici Mali*, cujus cortex voca-
catur *Psida*, et flores *Balaustiæ*.

FIGUE.

La Figue du poumon adoucit l'âcreté;
Elle apaise, amollit l'intestin irrité,
Soit qu'on la mange cuite ou qu'on l'avale crue.
Elle engraisse et nourrit la chair bientôt accrue
Elle fond et résout les diverses grosseurs,
Et son suc, appliqué sur d'épaisses tumeurs,
Dissipe la scrofule et la glande rebelle :
Au suc de pavot jointe, au dehors elle appelle
Les fragments d'os rompu séjournant sous la peau ;
Elle enfante de poux un dégoûtant troupeau ;
Inconstante, elle allume un amour qu'elle excite,
Ou prévient de l'amour l'impulsion subite.

GLAND, NÈFLE.

Le Gland serre le ventre, accroît l'urine lente ;
Dure, la Nèfle est bonne, et molle est excellente.

GRENADE.

Le suc adoucissant de la jaune Grenade
Provoque la sueur, rafraîchit le malade.

GLANS CASTANEA.

Ante cibum stringit, post, Glans castanea solvit.

AMYGDALA.

Laudabilis cibus adest Amygdala dulcis.

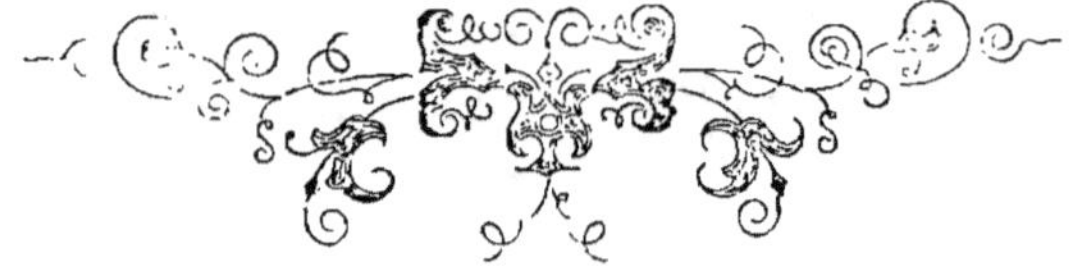

CHATAIGNE.

Prise avant le repas, la Châtaigne astringente,
A la fin du repas, redevient relâchante.

AMANDE.

Cueille de l'amandier la verte et douce Amande :
Au dessert, frais encor, ce fruit se recommande.

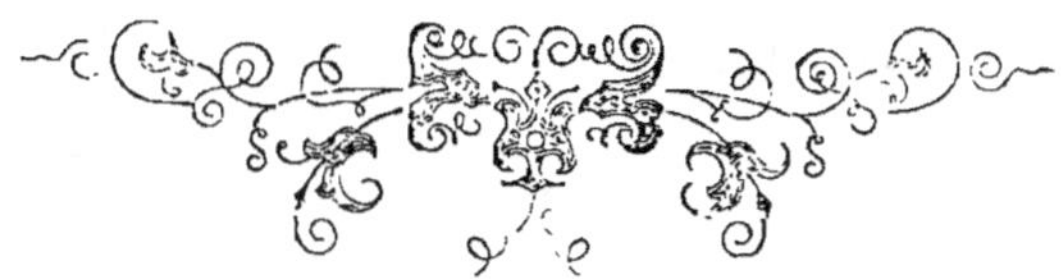

PARS SECUNDA

MATERIA MEDICA

DE SIMPLICIUM VIRTUTIBUS.

ABROTANUM.

ABROTANO [1] crudo stomachi purgabitur humor;
Confortat nervos et causas pectoris omnes;
Serpentes nidore fugat, bibitumque venenum.

ABSINTHIUM [2].

Aurium depellit sonitum cum felle bovino;
Obstat pestiferæ, cum vino sumpta, cicutæ.
Nausea non poterit quemquam vexare marina,
Antea commixtam vino qui sumpserit istam.

1 *Artemisia Abrotanum.* — 2 *Artemisia Absinthium.*

DEUXIÈME PARTIE

MATIÈRE MÉDICALE

VERTUS DE QUELQUES SIMPLES.

AURONE.

De l'estomac l'Aurone expulse les humeurs ;
D'une poitrine faible apaise les douleurs;
Réconforte les nerfs ; met les serpents en fuite ;
Prévient d'un poison bu la trop funeste suite.

ABSINTHE.

L'Absinthe, unie au vin, de la ciguë amère
Corrige, anéantit la saveur délétère ;
Mêlée au fiel de bœuf, de l'oreille aisément
Elle dissipera l'ennuyeux tintement;
Bois-la de vin trempée, embarque-toi sans crainte,
De l'affreux mal de mer tu braveras l'atteinte.

ACIDULA.

Omne genus fluxus Acidulam [1] stringere dicunt ;
Qui portat secum, non pungit scorpius ipsum.

AGARICUS.

Pectus phlegmaticum solvit, pellitque venenum;
Prodest pulmoni, splenis solvitque tumores ;
Febribus occurrit, sic prodest sumpta venenis.

AGRIMONIA.

Sciaticis simul ac oculis sanantur humores.
De collo scrofulas maculas hæc unguine curat.

ALOES.

Vulnera desiccat aloe [2], carnem creat ; aufert
Præputii cancrum, cilii cum melle nigrorem ;
Auriculas, oculos, caput et linguam bene purgat,
Confortat stomachum, juvat icterum ; hepar reparabit,
Canitiem prohibet ; sed solus viscera lædit.

---

[1] *Rumex acetosa seu Oxalis acetosella.* — [2] *Extractum gummosum Aloes perfoliatæ.*

OSEILLE.

Tout flux est réprimé par l'oseille, dit-on,
Qu'on en porte, on défie un dard de scorpion.

AGARIC.

Il dissipe le phlegme ; expulse le poison ;
Dissout tumeurs de rate, est propice au poumon ;
Il combat et guérit la fièvre meurtrière,
Et détruit des venins la vertu délétère.

AIGREMOINE.

Elle guérit la goutte et les humeurs des yeux,
Et ramollit du cou les replis scrofuleux.

ALOÈS.

Il sèche une blessure, il ravive la chair ;
Du prépuce malade il détruit le cancer ;
Purge d'humeurs les yeux, la tête dégagée,
L'oreille oblitérée et la langue chargée ;
D'un débile estomac ranime la vigueur
Arrête des cheveux la chute et la langueur ;
Il soulage le foie et guérit les ictères ;
 Pris seul, il est trop fort et blesse les viscères.

ALTHÆA.

Althæam [1] malvæ speciem nullus negat esse :
Ipsa scrofas, lapidem, partum, mammasque minorat ;
Juncta mero, dentes juvat acri condita vino.

AMBROSIA.

Ambrosiam [2] fugiunt mala mortua, fistula, cancer.

ANETHUM.

Anethum [3] ventos prohibet, minuitque tumores ;
Ventres repletos parvis facit esse minores.

ANISUM.

Emendat visum, stomachum confortat Anisum [4],
Copia dulcoris anisi sit melioris.

ANTHOS, ID EST ROSMARINUS [5].

Confortat stomachum, tollit nocumenta tenesmi
  Anthos, exhilarat, membra sapore juvat.

APIUM.

Humores Apium [6] subito totius adjuvat
Corporis, et capitis, vulvæ ; pueris epilem dat.
Quod cadit ex apio nervis de melle probatur.

---

1 *Althæa officinalis.* — 2 *Ambrosia maritima.* — 3 *Anethum graveolens.* — 4 *Pimpinella Anisum seu Apium Anisum.* — 5 *Rosmarinus officinalis.* — 6 *Apium graveolens.*

ALTHÆA.

L'Althæa, de guimauve espèce reconnue,
A du vin pur mêlée, arrête et diminue
Les scrofules, la pierre et la grosseur du sein,
Et raffermit les dents avec un piquant vin.

AMBROISIE.

L'ambroisie, à l'odeur aromatique et forte,
Guérit cancer, fistule et chair livide ou morte.

ANETH.

L'Aneth chasse les vents, amoindrit les tumeurs
Et d'un ventre replet dissipe les grosseurs.

ANIS.

Propice à l'estomac, il éclaircit la vue :
Que d'anis excellent ta maison soit pourvue.

ROMARIN.

Le Romarin guérit ténesme douloureux ;
Conforte l'estomac ; ranime et rend joyeux.

ACHE.

L'Ache, par qui du corps toute humeur coule mieux,
Produit chez les enfants le mal caduc affreux.
De miel assaisonné son suc aromatique
Calme les nerfs émus, par sa vertu tonique.

ARISTOLOCHIA [1].

Plinius hanc formare mares cum carne bovina :
Quidlibet infixum superaddita trita repellit ;
Demonium fumus depellere dicitur hujus ;
Singultus sumpta sedare dicitur illa.

ARMONIACUM.

Splenis Armoniacum [2] retinacula solvit et ejus
Duritiem ; vermes, urinas, menstrua ducit.
Adde nitrum cum melle, scrofas dispergit et aufert.

ARTEMISIA [3].

Urinas potata ciet, lapidemque repellit ;
Trita super stomachum viridis et ponitur herba,
Pellit abortivum potu vel subdita [4] tantum.

---

[1] *Aristolochia longa et rotunda.* — [2] *Succus concretus Heraclei gummiferi.* — [3] *Artemisia vulgaris.* — [4] *Mise en pessoire.*

ARISTOLOCHE.

Jointe à la chair de bœuf (c'est Pline [1] qui l'assure),
Elle forme le mâle et sa naissance est sûre ;
Elle apaise bientôt le stupide hoquet ;
Sa fumée a fait fuir le démon inquiet ;
Appliqué sur un fer caché dans la blessure,
Son onguent fait sortir ce fer de la morsure.

ARMONIACUM (gomme ammoniaque).

De la rate ce suc relâche les ressorts,
En fond les duretés ; détruit les vers du corps ;
Accélère le cours d'une urine abondante ;
Provoque le rappel d'une règle trop lente.
Du nitre avec du miel à ce suc ajouté,
Des scrofules abat le gonflement dompté.

ARMOISE.

Elle excite l'urine, elle écarte la pierre ;
Par elle promptement l'avortement s'opère,
En pessaire, en boisson, produit le même essor ;
Verte, sur l'estomac elle s'applique encor.

---

[1] Employée avec de la chair de bœuf, en pessaire, aussitôt après la con
ception, elle procure un enfant mâle. Pline, *Histoire naturelle*, liv. XXV,
chap. LIV. Trad. par E. Littré. Paris, 1848-1850, in-8.

ATRIPLEX.

Atriplex fertur modicum nutribilis esse.
Dat vomitum juncta [malvæ] ; renes curat ex se.

BETONICA.

Si de Betonica viridi sit facta corona,
Circa serpentes, ut Plinius asserit auctor,
Audebunt nunquam positam transire coronam ;
Sed morsu proprio pereunt et verbere caudæ.
Restringit lacrymas oculorum, mansa vel hausta.

BOLUS.

Est Bolus ad pestes ; remollit in inguine testes;
Sed si sumis eum, studeas sociare Lyæum [1].

BUGLOSSA.

Vim memorem cerebri dicunt servare periti
Vinum potatum, quo sit macerata Buglossa [2].
Lætos convivas decoctio reddere fertur.

1 Pour *vinum*. — 2 *Anchusa Italica*.

ARROCHE.

L'Arroche, un aliment, dit-on, peu nutritif,
Guérit le rein malade et sert de vomitif.

BÉTOINE.

De la verte Bétoine entoure des serpents
(Pline [1] l'atteste ainsi) ; ces animaux rampants
D'un tel cercle jamais ne franchiront l'enceinte ;
Se mordant, s'enlaçant d'une cruelle étreinte,
Leur bande s'entre-tue. Elle guérit des yeux,
Qu'on la boive ou la mâche, un larmoiement fâcheux.

BOL.

Ce Bol est précieux contre mainte faiblesse,
Au testicule il rend son antique mollesse ;
Mais pour en obtenir un succès plus certain,
Ne l'avale jamais sans y joindre du vin.

BUGLOSSE.

La Buglosse, dit-on, dans le vin macérée,
Préserve du buveur la mémoire altérée ;
Ranime le convive, et son esprit dispos,
Dans un festin joyeux, s'exhale en gais propos.

---

[1] On applique sur les plaies (produites par les morsures des serpents) la
bétoine principalement, dont la vertu, dit-on, est si grande, que des serpents renfermés dans un cercle formé avec cette plante, se flagellent de leur
queue au point d'en mourir. Pline, *Histoire naturelle*, liv. XXV, chap. LV,
trad. par E. Littré. Paris, 1848-1850, in-8.

CALAMINTHA.

Frigoris urgentis mala pellit vis calaminthæ.

CAMPHORA.

Camphora per nares castrat odore mares.

CANELLA.

Vera Canella tibi plurima dona reportat :
Mentem, hepar, pectus, vocem, præcordia firmat;
Innaturalem tollit de corde tremorem.

CAPILLUS VENERIS.

Esse capillatos Veneris facit herba Capillus;
Ictericis, spleni, scrofulis, lapidique medetur.

CAPPARIS ET CYPERUS.

Capparis [1] emphraxes hepatis splenisque resolvit,
Fortiter à stomacho, si sunt superflua, tollit.
Cyperus os sanat, hepar; sed cappari splenem
Cogit, et astrictos urinæ laxat amictus.

[1] *Capparis spinosa.*

CALAMENT.

Du Calament la tige amère, aromatique,
Ranime, échauffe un corps de sa saveur tonique.

CAMPHRE.

Le Camphre respiré, par son odeur subtile,
Au mâle ôte à jamais sa puissance virile.

CANNELLE.

Une Cannelle pure offre maint avantage :
Du foie et de la voix elle affermit l'usage ;
Le battement de cœur par elle disparaît ;
La vigueur du poumon et de l'esprit renaît.

CAPILLAIRE.

Le Cheveu de Vénus accroît ta chevelure,
Guérit pierre, scrofule, ictère et rate impure.

CAPRIER ET SOUCHET.

Son écorce dissout de la rate et du foie
L'obstruction fâcheuse ; en outre, elle nettoie
De ses impuretés l'estomac dégagé.
Le Souchet fond du foie un tissu dégorgé.
Le Câprier, serrant la rate, détermine
La dilatation des conduits de l'urine.

CARVI.

Urinare facit Carvi, ventosque repellit,
Lumbricosque necat, digestivamque refortat.
  Dum carvi carui [1], non sine febre fui.

CASSIA.

Ori fœtenti, stomacho, cordique dolenti
  Cassia [2], cardiacis commoda multa facit.

CENTAUREA.

Centaurea [3] juvat nervos, pectusque, secundas
Educit [4], et vulnus solidat, visus meliorat;
Incisas carnes radix contrita resarcit.

CEREFOLIUM [5].

Adpositum cancris, tritum cum melle, medetur;
Cum vino potum, lateris [6] sedare dolorem
Sæpe solet, tritam si nectis desuper herbam.
Sæpe solet vomitum, ventremque tenere solutum.

---

1 Species ænigmatis. Cum *U* et *V* pari modo scribebantur, tunc legebatur *Dum carui carui.* — 2 *Laurus Cassia*, seu *Cassia lignea.* — 3 *Erythræa Centaurium* seu *Gentiana Centaurium.* — 4 Alii : *sudores ejicit.* — 5 *Cerefolium scandix.* — 6 Alii : *poteris*, et alors le vers suivant manque.

CARVI.

Il dissipe les vents et provoque l'urine ;
Combat dans l'intestin les vers qu'il extermine ;
Répare l'estomac. S'il vient à me manquer,
La fièvre rarement hésite à m'attaquer.

CASSE.

Un estomac débile, une bouche fétide,
Un cœur endolori de la Casse est avide.

CENTAURÉE.

Bonne pour la poitrine et les nerfs irrités,
D'une plaie elle unit les bords trop écartés,
Chasse l'arrière-faix, rend la vision pure ;
Sa racine des chairs rapproche la coupure.

CERFEUIL.

Unis au miel si doux le Cerfeuil écrasé :
Il soulage un cancer ; dans le vin infusé,
Broyé vert, appliqué sur le mal en compresse,
D'un côté douloureux il calme la faiblesse ;
Délivre en vomissant l'estomac déchargé ;
Et maintient lâche et libre un ventre dégagé.

CHELIDONIA [1].

Cæcatis pullis hac lumina mater hirundo,
Plinius ut scribit, quamvis sint eruta, reddit.

CICUTA.

Frigida letiferæ vis est natura Cicutæ [2],
Unde nocet gelidi potantes more veneni.
Qui perit hac herba, cutis ejus fit maculosa.
Publica pœna reis hæc esse solebat Athenis :
Hac sumpta magnus Socrates fuit exanimatus.
Qualiter hoc fiat, non extimo dicere nostrum,
Cum nil quod noceat, sed quod juvat est referendum.
Hac si quis sumpta, morti fit proximus, herba,
Forte bibat vinum tepidum, evadetque periclum.

CINNAMOMUM.

Cinnama : quatuor species dicuntur habere [3]
Sed speciosa magis quæ plus subtilis habetur,
Et quæ plus mordet, mixta dulcedine, linguam.
Vim digestivam mire juvat, abstinet alvum,
Accendit Venerem cum vaccæ lacte recenti ;
Vim memorem cerebri confortat sæpius hausta.
Cinnamomum mane comestum repellit odorem ;

---

1 *Chelidonium majus.* — 2 *Conium maculaum.* — 3 *Laurus cinnam.*

CHÉLIDOINE.

A ses petits naissants privés de la lumière,
L'hirondelle, dit Pline, habile et tendre mère,
Grâce à la Chélidoine introduite en leurs yeux,
Quand même ils sont crevés, rend la clarté des cieux.

CIGUE.

Par ses sucs lents et froids la mortelle Ciguë,
Dangereux narcotique, endort l'homme et le tue.
De taches au mourant elle noircit la peau.
Dans l'inconstante Athène autrefois le bourreau
Portait aux condamnés l'homicide breuvage.
Ainsi périt Socrate, un véritable sage.
Je n'ai point à conter comment la plante agit,
J'explique ce qui sert et non pas ce qui nuit.
Il suffit de savoir, lorsque le mal te frappe,
Qu'en buvant du vin tiède, à la mort on échappe.

CINNAMOME.

Quatre variétés, dit-on, de Cinnamome
Existent : le meilleur a le plus fin arome ;
Sur la langue à la fois plus piquant et plus doux,
Il réprime le flux des intestins trop mous,
Il donne à l'estomac une force nouvelle,
Il réveille l'amour languissant et rebelle,

1 C'est avec la chélidoine que les hirondelles rétablissent la vue de leurs
petits dans le nid, même, assurent quelques-uns, quand ils ont les yeux
crevés. Pline, *Histoire naturelle*, traduction de E. Littré, liv. XXV, chap. I.
Paris, 1848-1850, in-8.

Fœtorem mitigat, si quemquam læserit ipse.
Alleviat mentem, tribuit semper bene sensum;
Dat bene calorem et auget semper amorem,
Alleviat mentem, sic et præcordia purgat.

CORIANDRUM.

Si tria grana voret Coriandri [1] seminis æger,
Evadet febrem cui dat lux tertia nomen.
Xenocrates ait totidem cessare diebus
Menstrua, quot mulier coriandri grana vorabit.
Confortat stomachum, ventum removet coriandrum,
Et quod restringit humorum fluxus, amandum.

CROCUS.

Confortare Crocus [2] dicitur lætificando,
Membraque defecta confortat, hepar reparando.
Crocus comestus pulchrum dat semper odorem,
Omnem fœtorem tollit, et pellit amorem.

CUBEBE.

Cubebe plus quinque nunquam sumantur in usu,
   Plus de cubebe si dare vis, bibe bis.

---

1 *Coriandrum sativum.* — 2 *Crocus sativus.*

Au lait de vache frais quand on le boit uni ;
Excite la mémoire et l'esprit engourdi.
Mâché, le cinnamome exhale dans la bouche
Un suave parfum qui détruit l'odeur louche,
A l'esprit épuisé rend son ancienne ardeur,
Et des sens énervés ranime la vigueur ;
De l'amour expirant il attise la flamme,
Et purge l'estomac quand il ravive l'âme.

CORIANDRE.

Trois grains de Coriandre avalés, du malade
Écarteront la tierce et son retour maussade.
Xénocrate prétend que le sang menstruel
D'autant de jours retarde un cours habituel,
Que la femme aura pris de grains de cette plante.
Bonne pour l'estomac par sa vertu piquante,
Elle dissipe encor les flatuosités
Et calme des humeurs les courants agités.

CROCUS.

Le Crocus réconforte et dispose à la joie ;
Répare la vigueur des membres et du foie ;
Dans la bouche il répand une agréable odeur,
Mais de l'amour bouillant il refroidit l'ardeur.

CUBÈBE.

De Cubèbe cinq grains sont admis dans l'usage.
En veux-tu donner plus, fais boire davantage.

CUMINUM.

Confortat stomachum, coitum, et mingere cogit,
Emphraxes hepatis reserat et menstrua stringit,
Ventosum stomachum tibi tranquillatque Cuminum [1],
Et dat pallentem, permansum, sæpe colorem.
Pallor cumino prægnanti nulla feratur.

ENULA.

Enula [2] campana reddit præcordia sana ;
Cum succo rutæ succus si sumitur hujus,
Affirmant ruptis nihil esse salubrius istis.
Enula pulmonem curat, spodium juvat hepar.

FABA.

In mammis Faba [3] lac spargit, mollitque capillos ;
Sistit eum fluxum, quem fecit hirudo, cruoris.
Mitigat arthritis, cocta cum lympha, dolorem.

FŒNICULUM [4].

Semen, cum vino sumptum, veneris movet actus,
Atque senes ejus succo juvenescere dicunt ;

1 *Cuminum cyminum.* — 2 *Inula helenium.* — 3 *Vicia Faba.* — 4 *Anethum Fœniculum.*

CUMIN.

Il stimule à la fois l'amour et l'appétit ;
D'uriner plus souvent cause un besoin subit ;
Il dissipe du foie une obstruction vaine,
Et du sang menstruel il resserre la veine ;
Des vents de l'estomac il chasse la vapeur,
Et, mâché, sur la face étale la pâleur.
Au temps de la grossesse, une femme prudente
Refuse du Cumin la graine pâlissante.

AUNÉE.

L'Aunée, à l'estomac tonique et bienvenue,
Pour la hernie est bonne, unie au suc de rue ;
Si de l'aunée encor le poumon est content,
Pour le foie engorgé le spode est excellent.

FÈVE.

D'un flot de lait la Fève inonde la mamelle ;
Elle amollit et dompte un cheveu trop rebelle ;
Le sang d'une piqûre est par elle arrêté,
Et son eau de la goutte adoucit l'âcreté.

FENOUIL.

La graine du Fenouil, dans le vin détrempée,
Ranime, excite une âme à l'amour occupée ;

Hic quoque pulmonis obstat jecorisque querelis.
Fœniculo, fœtor, niger humor lente terantur.
Semen fœniculi fugat et spiracula culi.

FŒNUGRÆCUM.

Ad grossum phlegma fœnugræcum [1] est cura salubris [2].

FURFUR.

Ulcera cum scabie Furfur bene mundat aceto,
Cum vino ; valet ulceribus cum lacte coacto.

GALANGA.

Phlegmonem stomachi [3] sumptum Galanga [4] resolvit,
Et si phlegmaticus fuerit, corroborat illum.
Inclusum ventum, sumptum, fugat interiorem.
Vim digestivam juvat, colicisque medetur,
Oris non modicum, mansum, confortat odorem.
Augmentat sputum, Veneris renumque calorem.

GALLA.

Galla necat fluxum matricis ; sistit et ani
Ulcera tumque pedum ; labiorum vulnera sanat.

---

1 *Trigonella fœnugræcum.* — 2 Alii : *causa salutis.* — 3 Alii : *pulmonem stomachum.* — 4 *Alpinia Galanga.*

Du vieillard rajeuni sait réveiller l'ardeur ;
Du foie et du poumon dissipe la douleur,
De la semence encor le salutaire usage
Bannit de l'intestin le vent qui faisait rage.

FENUGREC.

Du Fenugrec tonique un estomac avide,
Le prend avec succès contre le phlegme humide.

SON.

De vinaigre ou de vin le Son bien humecté
Purifie et la gale et l'ulcère encroûté ;
Contre le même ulcère offre un facile usage,
Quand on l'applique encor saupoudré de fromage.

GALANGA.

D'un estomac souffrant il dissipe l'humeur,
De son épuisement répare la langueur ;
Chasse des intestins l'irritante colique,
Exhale dans la bouche un souffle aromatique,
Donne aux reins la chaleur, rend le crachat aisé,
Et ranime le feu de l'amour épuisé.

NOIX DE GALLE.

La noix de galle arrête et le flux de matrice
Et le sang de la lèvre, unit la cicatrice ;
De l'anus douloureux et du pied impotent
Elle guérit bientôt un ulcère dolent.

GARYOPHYLLUS.

Garyophyllus [1], sumptus mane, caput bene purgat;
Fervorem capitis inflicti deprimit idem ;
Humores siccat et auget cordis amorem.
Alleviat caput cerebro præstatque levamen ;
Addet et somnum, confortat utique caput.

HELLEBORUS [2].

Pultibus admixtus pulvis mures necat ejus,
Et, cum melle datus, est muscis perniciosus.
Hydropisin, tetanum, lepram fugat atque podagram.

HYSSOPUS.

Hyssopus [3] est herba purgans a pectore phlegma ;
Ad pulmonis opus cum melle coquatur hyssopus;
Vultibus eximium fertur præstare [4] colorem.

JUNIPERUS.

Juniperi grana pectus comesta reformant,
Et tussim nimiam sedant atque inveteratam ;
Expellunt sedulo semper de carne venenum,
Et prosunt capiti carbonibus ista projecta.

[1] *Eugenia garyophyllata.* — [2] *Helleborus albus* aut *niger.* — [3] *Origanum Smyrnæum.* — [4] Alii : *reparare.*

GIROFLE.

La fleur prise au matin débarrasse la tête,
De son bouillonnement dissipe la tempête ;
Dessèche les humeurs ; excite les amours ;
Au cerveau, qu'elle allége, envoie un prompt secours,
Et l'esprit épuisé, réparant un long trouble,
Rappelle les douceurs d'un sommeil qui redouble.

HELLÉBORE.

La poudre d'Hellébore, aux aliments mêlée,
Extermine les rats ; aux mouches, emmiellée,
Elle apporte la mort. Elle guérit nos maux :
Podagre, hydropisie et lèpre et tétanos.

HYSOPE.

L'Hysope du poumon purge le phlegme humide ;
D'hysope cuit au miel le poumon est avide,
Lorsqu'une toux chronique allume sa chaleur ;
L'hysope du visage embellit la couleur.

GENÉVRIER.

Bonne pour le poumon, sa baie aromatique
Dissipe encor l'accès de toux vive et chronique
Elle expulse du corps un venin dangereux,
Son grain brûlé de tête apaise un mal affreux.

KARABE VEL CARABE.

Quam sit eroticus Karabe [1], bene noscit amicus.

LAPATHUM ACUTUM [2].

Pruritus mordax, scabies hypozomate cedunt
Ejus sæpe tepens si coctio gargarizetur,
Uvas sedabit, dentis tundetque dolorem.

LEVISTICA.

Hepar opilatum frigore Levistica [3] quærunt,
Torsio ventosa, medicina, menstrua clausa.

LILIUM [4].

Præcisis nervis cum melle, combustaque membra [5] ;
Vultus deducit rugas, maculas fugat omnes.

LIQUIRITIA.

Sit tibi contenta Liquiritia [6] pulverulenta,
Pectus, pulmonem, venas refovendo rigabit;

1 *Succinum* seu *Ambra*. — 2 *Rumex* seu *Polygonum*. — 3 *Ligusticum Le-
visticum*. — 4 *Lilium candidum*. — 5 Il faut sous-entendre *medetur*. —
6 *Glycyrrhiza glabra*.

KARABÉ.

Du Karabé l'amant sait la force érotique,
Et double sa vigueur par ce sirop tonique.

LAPATHUM ACUTUM (patience).

Le prurit irritant et la gale lui cède.
Donne la Patience en infusion tiède,
De la luette ardente elle éteint la chaleur ;
Et de la dent souffrante apaise la douleur.

LIVÈCHE.

Le foie oblitéré par trop grande froidure,
Le vent de l'intestin et la colique impure,
Et le sang menstruel arrêté dans son cours,
De la Livèche amie empruntent le secours.

LIS.

Au miel adjoint, des nerfs il guérit la coupure,
Et d'un membre noirci la récente brûlure ;
Il efface la ride au visage altéré,
Et la tache livide au corps régénéré.

RÉGLISSE.

Abreuve tes poumons de poudre de Réglisse,
Dans leur cavité molle elle pénètre et glisse,
Elle arrose la veine et réchauffe le sang ;
Elle étanche la soif ; son suc rafraîchissant

Pellit namque sitim stomachique nociva repellit;
Spirituum cunctis sic subvenit ipsa strumentis.

LUPINUS.

Lumbricos vermes mundat cinis fæxque Lupini [1];
Lympha pilos vellit, atque redire negat.

MALANGIA.

Semen naturæ Malangia fertur acutæ,
Et choleram nigram viri non reddere pigram.

MALVA.

Dixerunt Malvam veteres quod molliat alvum ;
Malvæ radices rasæ deducere fæces ;
Vulvam moverunt et fluxum sæpe dederunt.

MARATHRUM.

Bis duo dat Marathrum : febres fugat atque venenum;
Expurgat stomachum ; lumen quoque reddit acutum ;
Urinare facit, ventris flatusque repellit.

MENTHA.

Mentitur Mentha [2], si sit depellere lenta
Ventris lumbricos vermes stomachique nocivos.
Nunquam lenta fuit stomacho succurrere mentha.

---

1 *Lupinus hirsutus.* — 2 *Mentha crispa, viridis, sativa,* etc.

Chasse de l'estomac toute matière impure ;
La respiration et s'active et s'épure.

LUPIN.

La cendre de Lupin aux vers ôte le jour ;
Son eau détruit les poils et prévient leur retour.

MALANGIA.

Cette plante a, dit-on, une graine piquante
Qui jamais ne rendit l'atrabile plus lente.

MAUVE.

Elle amollit le ventre [1] avec son suc vanté,
Et ce don lui valut le nom qu'elle a porté ;
Ce suc de l'intestin expulse la matière, .
Excite l'utérus et son flux ordinaire.

MARATHRUM (fenouil).

L'agreste Marathrum sert à d'utiles fins :
Il purge l'estomac, chasse fièvre et venins,
Il éclaircit les yeux, rend l'urine abondante
Et réprime des vents l'audace pétulante.

MENTHE.

La Menthe mentirait si sa tige nouvelle
Ne détruisait les vers que l'intestin recèle.
L'estomac trouve en elle un secours étonnant
Lorsqu'il veut réveiller son appétit dormant.

[1] *Malva* vient de *mollire ventrem.*

MUSCATA.

Galla Muscata [1] confortat debilitata
Corda, juvat stomachum, scotomiam tollens oculorum.

MYRRHA.

Myrrha juvat pectus, matricis vasa, caputque;
    Ascaris et scotosis, fistula tecta perit.

MYROBALANORUM VIRES.

Myrobalanorum species sunt quinque bonorum :
Citrinus, kebulus, belliricus, emblicus, indus.
Primo trahit choleram citrinus, phlegma secundo,
Kebulus contra; belliricus, emblicus æque.
Illud et hanc nigræ color [2] niger imperat indus.

NASTURTIUM [3].

Illius succus crines retinere fluentes
Illitus asseritur, dentis curare dolorem;
Et squammas succus curat cum melle perunctus.

---

1 Aliqui *Balia muscata*, quam dicunt esse *Ocymum lasilicum*. — 2 Sans doute pour *coloris*. — 3 *Erucaria aleptica*.

NOIX MUSCADE.

Elle ranime un cœur que l'affliction tue,
Et, bonne à l'estomac, elle éclaircit la vue.

MYRRHE.

Au poumon épuisé cette gomme est propice ;
A la tête souffrante, aux vaisseaux de matrice
Elle apporte secours ; elle détruit les vers ;
De fistule secrète amende les travers.

VERTUS DES MYROBALANS.

Belliric, indien, citrin, emblic, chébule,
Des bons Myrobalans c'est la brève formule :
Contre le phlegme humide administre l'emblic,
Tu peux donner encor chébule et belliric ;
Quant au citrin, du corps il purgera la bile ;
Mais au noir indien obéit l'atrabile.

CRESSON.

Le Cresson écrasé sur les cheveux tombants,
En arrête la chute, il soulage des dents
La douleur vive, aiguë ; enduit d'un miel liquide,
Il guérit de la peau dartre, écaille livide.

NENUPHAR.

Nenuphar castos reddit, hepar bene reserat alvum.

NIGELLA.

Cancros emundat, pascentia vulnera curat,
Cum raphano modicoque salis superaddita trita;
Tineas [1] et lepras cura compescit eadem.

PAPAVER.

Menstrua, morphæam, visum, Papavere cura.
Dente minuta, trahit radix de nare cruorem.

PÆONIA [2].

Si jungantur ei violenter amygdala trita,
Splen, jecur et renes cum mulsa sumpta juvabit;
Ipse Dioscorides cunctis ait esse caducis
Aptam, si bibitur, vel si suspenditur ipsa.

PINEA.

Tussim, ephemeras, eticam tibi Pinea [3] tollit :
Mascula plus tussi valet, et passiva [4] diarrhœæ.

---

1 Alii : *Zeinas,* id est species impetiginis cum ulceratione. — 2 *Pæonia officinalis.* — 3 *Pinus Pinea.* — 4 Id est : *Femina.*

NÉNUPHAR.

Le Nénuphar te garde une chasteté pure,
Et du foie obstrué rouvre la route obscure.

NIGELLE.

Joint à la rave, au sel, le suc de la Nigelle
Guérit l'herpès rampant et le cancer rebelle ;
Pour la teigne encroûtée il est mortel encor,
De la lèpre écailleuse il arrête l'essor.

PAVOT.

Le flux de l'utérus, la morphée et les yeux
Réclament du Pavot le secours précieux ;
Du pavot sous la dent écrase la racine,
Bientôt tu vois couler le sang de ta narine.

PIVOINE.

Par les sucs de Pivoine au lait d'amande unis,
La rate avec le foie et les reins sont guéris ;
Contre le mal caduc Dioscoride vante
La plante au cou pendue ou le suc de la plante.

PIN.

Pour la fièvre éphémère et la toux, bon calmant.
Le Pin guérit encore un long épuisement ;
Si le mâle vaut mieux contre la toux rebelle,
Au ventre relâché meilleure est la femelle.

PIPER.

Piper [1] de mane comestum purgat ægrotum,
Humores tollit de corpore mane comestum.
Dat bene calorem, pravum depellit odorem,
Est humidum, certum sic sanum debet esse.
Quod piper est nigrum, non est dissolvere pigrum,
Phlegmata purgabit, digestivamque juvabit.
Leucopiper [2] nervis, stomacho, tussisque dolori
Utile ; præveniet scotosim febrisque rigorem.

PLANTAGO.

Hepar tum parit, Plantago [3] styptica cum sit ;
Prodest hemoptoïcis, sacrumque coercet et ignem

PORTULACA.

Portulaca [4] caput juvat, dentisque stuporem
Curat, et ardorem matricis, vulnera renum.
Portulaca solet dentes curare stupentes.

PRASSIUM [5].

Pectoris hæc varios compescit potio morbos;

---

1 *Piper longum et nigrum.* — 2 Piper cortice maceratione orbatum.
— 3 *Plantago major.* — 4 *Portulaca oleracea.* — 5 Forte *Marrubium album* aut *nigrum.* Matthiolus in Dioscor. vult esse speciem *Origani* aut
Tragorigani.

POIVRE.

Au matin, pris à jeun, le Poivre du malade
Expulse les humeurs, dissipe l'odeur fade
Que sa bouche répand ; sa piquante saveur
Ranimera du corps le ton et la chaleur ;
Du poivre noir la force à dissoudre est active ;
Il rend à l'estomac sa vertu digestive,
Et purge ses humeurs. L'ébranlement nerveux,
L'opiniâtre toux, l'estomac douloureux,
Au poivre blanc emprunte une aide bienvenue ;
Il prévient le frisson, le brouillard de la vue.

PLANTAIN.

Au crachement de sang le Plantain consacré,
Par sa vertu styptique, apaise un feu sacré.

POURPIER.

Si la dent s'engourdit, il lui rend sa morsure
Son suc guérit des reins la cruelle blessure ;
Du feu de la matrice il éteint la chaleur,
Et calme de la tête une vive douleur.

ORIGAN.

Son suc de la poitrine apaise la douleur ;
D'un long enfantement abrége la lenteur,

Accelerat partus eadem, pellitque secundas.
Dicitur hæc eadem lateris sedare dolorem.

PULEGIUM [1].

Cum vino choleram nigram potata repellit;
Adpositam viridem dicunt curare podagram ;
Et quosvis alios solet emendare tumores.

PYRETHRUM [2].

Masticet patiens vel gargarizetur aceto,
Hocque modo tumidam reprimit de phlegmate linguam.
Suspensum collo poterit prodesse caducis.

RHAMNUS [3].

Lepra, lapis, panni, lupus intereunt ope Rhamni.

RHEUBARBARUS.

Rheu partes laxas firmat hepar reparando.

ROSA.

Curat hæmorrhoidas Rosa, semine, cortice demptis ;
Gengivas, colicam, caputque juvat ipsa dolentis.

---

1 *Mentha Pulegium.* — 2 *Anthemis Pyrethrum.* — 3 *Rhamnus catharticus.*

Et de l'utérus vide expulse le délivre.
Des douleurs de côté ce suc aussi délivre.

POULLIOT.

Son suc trempé de vin expulse l'atrabile ;
L'herbe, dit-on, guérit la podagre débile,
Quand on l'applique verte ; et purgeant nos humeurs,
Elle réprime encor les diverses tumeurs.

PYRÈTHRE.

Le Pyrèthre mâché, de vinaigre trempé,
Balaye en ton palais le phlegme dissipé.
A ton cou porte encor sa racine pendue,
Du mal caduc sa force arrête la venue.

RHAMNUS (nerprun).

La lèpre et le lupus, la pierre et le pannus
Succomberont bientôt à l'emploi du Rhamnus.

RHUBARBE.

Son suc, en réparant la fonction du foie,
Rétablit les tissus raffermis dans leur voie.

ROSE.

Semence, écorce à part, la Rose adoucissante
Contre l'hémorrhoïde offre une eau bienfaisante ;
De colique irritante elle apaise l'accès ;
A la tête, à la bouche obtient double succès.

RUBUS.

Styptica sunt folia Rubi [1], ventremque fluentem
Continent, et fluxum etiam stringunt muliebrem.

RUTA.

Nobilis est Ruta [2], quia lumina reddit acuta.
Auxilio rutæ, vir lippe, videbis acute.
Ruta comesta recens oculos caligine purgat.
Ruta viris coitum minuit, mulieribus auget;
Ruta facit castum, dat lumen et ingerit astum.
Cocta facit ruta de pulicibus loca tuta.

SALIX [3].

Auribus infusus vermes succus necat ejus;
Cortex verrucas in aceto cocta resolvit;
Hujus flos, sumptus in aqua, frigescere cogit
Instinctus veneris omnes, acres, stimulantes;
Et sic desiccat, ut nulla creatio fiat;
Pomorum succus, flos partus destruit ejus.
Vulnera frondes ejus valent solidare cruenta.

---

1 *Rubus Idæus* seu *Rubus tomentosus.* — 2 *Ruta graveolens.* — 3 *Salix alba.*

RONCE.

De Ronce le feuillage, âpre, amer, astringent,
Arrête l'utérus, le ventre incontinent.

RUE.

Que l'homme chassieux rende hommage à la Rue,
Il affermit par elle une débile vue ;
Il suffit d'en manger le suc frais : sans retard
L'œil éclairci dissipe un nuageux brouillard.
Chez l'homme il affaiblit l'amoureuse puissance
Chez la femme au désir il joint la jouissance.
Du continent la rue accroît la chasteté,
Et des yeux obscurcis ravive la clarté.
De la puce infesté tout lieu se débarrasse,
Lorsque son eau bouillante a balayé la place.

SAULE.

Le suc atteint les vers dans l'oreille et les tue ;
Le vinaigre d'écorce amollit la verrue ;
La fleur prise dans l'eau refroidit le plaisir,
Et de l'amour éteint l'âcre et brûlant désir :
L'amour tombe si bien que sa flamme mourante
Ne fait naître aucun fruit d'une ardeur expirante.
La fleur sèche en son germe un fœtus avorté,
La feuille unit la plaie et son bord écarté.

SALVIA.

Cur moriatur homo, cui Salvia crescit in horto ?
Contra vim mortis non est medicamen in hortis !
Salvia confortat nervos, manuumque tremorem
   Tollit, et ejus ope febris acuta fugit.
Salvia salvatrix, naturæ consiliatrix;
Salvia dat sanum caput, et facit hoc Adrianum [1].

SAMBUCUS.

Lumbros [2], ascarides Sambuci sunt perimentes,
Et stomachum mollem reddunt, vomitum facientes.
Sambuci flores sambuco sunt meliores,
   Nam sambucus olet, flos redolere solet.
Frondes appositæ possunt auferre tumorem.

SARCOCOLLA.

Sarcocolla tenet lacrymas fluxumque cruoris,
Vulnera carne replet, lacrymas depellit ocelli.

SCABIOSA.

Urbanus per se nescit pretium Scabiosæ :
Confortat pectus, quod deprimit ægra senectus;

1 Nom d'un Antidote dont la sauge faisait partie. — 2 Id est : *lumbricos.*

SAUGE.

Homme, pourquoi meurs-tu, lorsqu'en ton jardin pousse
La Sauge ? Sur la mort tout remède s'émousse.
Elle affermit les nerfs, dissipe de la main
Le tremblement nerveux ; de la fièvre soudain
Le feu languissant meurt. Sauge préservatrice,
Prête à nos maux toujours ta vertu protectrice !
A la tête souffrante elle apporte secours.
L'Antidote Adrien offre même recours.

SUREAU.

Ascaride et lombric périt par le Sureau :
Mais la fleur pour leur mort vaut mieux que l'arbrisseau,
La fleur garde une odeur plus âcre et plus vireuse.
A l'estomac il rend une mollesse heureuse,
En lui faisant vomir une indolente humeur ;
En compresse la feuille enlève une tumeur.

SARCOCOLLE.

De larmes et de sang elle arrête le cours ;
Comblant de chair la plaie, elle en remplit les jours.

SCABIEUSE.

Le citadin frivole ignore sa valeur :
La scabieuse rend au poumon sa chaleur,
A ce poumon que glace une morne vieillesse ;
D'un côté douloureux amortit la faiblesse ;

Lenit pulmonem, tollit laterumque dolorem.
Si vino potatur, sic virus evacuatur.
Rumpit apostema leniter: ratione probatur.
Emplastrata foris necat anthracem tribus horis.
Languorem pecudum tollit, dirimitque venenum.

SILER.

Siler montanum [1] non sit tibi sumere vanum :
Dat lumen clarum, quamvis gustu sit amarum,
Lumbricosque necat, digestivamque refortat.

SOLATRUM.

Hepar amat Solatrum [2], sed apostasis illud abhorret,
    Si calet, stringit; menstrua clausa ciet.

SPARAGUS.

Augmentat sperma Sparagus, colicoque dolori
Subvenit; in motoque dente convenit ori.

1 *Laserpitium montanum; L. ombelliferum.* Moreau credit esse *Ligusticum.* — 2 *Solatrum* pro *Solanum,* aut *Morella,* id est *Solanum
hortense* aut *Solanum nigrum.*

Attendrit du poumon la sèche aridité.
Dans du vin qu'on la boive, un virus redouté
Avec elle s'écoule ; à la molle apostume,
Qu'elle ouvre doucement, elle ôte l'amertume.
De son emploi l'esprit approuve le succès :
Des troupeaux languissants elle guérit l'accès ;
Sur un anthrax que d'elle un topique demeure,
Le fléau disparaît après la troisième heure.

LASER.

Du Laser montagnard la feuille, quoique amère,
Aux yeux, qu'elle éclaircit, épure la lumière ;
Extermine les vers dans l'intestin battu ;
Et rend à l'estomac sa première vertu.

MORELLE.

Le foie est soulagé par la plante qu'il aime,
Mais ne l'approchez pas de l'horrible apostème
Dont elle aigrit le mal ; s'il est chaud, astringent ;
Son suc à l'utérus rend son écoulement.

ASPERGE.

L'Asperge accroît le sperme, apaise la colique,
Pour la dent ébranlée est un bon spécifique.

SPODIUM[1].

Si cruor emanat, Spodium sumptum cito sanat.

SQUILLA.

In quibus est Squilla, loca devitat lupus illa ;
Squilla vetat fluxum ; valet ictericis et hydropi.
   Fissurasque pedum sola reperta juvat.

SINAPIS.

Est modicum granum siccum calidumque Sinapi.
Dat lacrymas, purgatque caput, tollitque venenum.
Esca mihi napi ; cum bove suntque sinapi [2].
Sinapis oculis, pectoribus allia prosunt.

THUS.

Thus [3] videt et memorat ; phlegma necat ; medicatur
Ulcera, fissuras, verrucas, falsataque linguæ ;
Atque puellares fluxus mammasque coercet.

1 *Spodium* Theophrasti est *prunus sylvestris spinosa.* — 2 Il y a là un jeu de mots : les navets (*napi*) me sont une nourriture, et avec le bœuf, *cum bove,* (σὺν Ἀπί, avec *le bœuf Apis*), je prends la moutarde (*sinapis*). — 3 Gummi-resina *Juniperi Lyciæ,* seu *Boswelliæ thuriferæ.*

PRUNELLIER.

Astringente est l'écorce, acide est la Prunelle
Et bonne à réprimer un flux de sang rebelle.

OIGNON (scille).

Les lieux où croît l'Oignon du loup sont redoutés ;
Il arrête l'essor des flux trop excités ;
Contre l'hydropisie et l'ictère, propice,
Aux crevasses des pieds seul il rend bon office.

MOUTARDE.

La Moutarde au grain sec, petit et chaud, des yeux
Tire des pleurs, détruit un venin odieux ;
D'incommodes humeurs débarrasse la tête ;
Comme assaisonnement des mets on lui fait fête ;
Si l'ail de la poitrine apaise les douleurs,
La moutarde de l'œil exprimera les pleurs.

ENCENS.

Il accroît la mémoire ; il éclaircit la vue ;
Il expulse le phlegme ; il guérit la verrue,
La gerçure gênante et l'ulcère irrité ;
Du filet de la langue abat l'aspérité ;
Chez une jeune fille arrête un flux stérile,
Et réprime le lait dans un sein trop fertile.

URTICA.

Pacat et insomnes, pacans Urtica [1] vomentes;
Illius semen colicis, cum melle, medetur;
Compescit tussim veterem, si sæpe bibatur;
Pellit pulmonis frigus, ventrisque tumorem.
Omnibus et morbis hæc subvenit articulorum.

VIOLA.

Crapula discutitur, capitis dolor atque gravedo.
Purpuream dicunt Violam [2] curare caducos,
Præcipue pueros, si mixto sumitur amne.
Ægris dat somnum, vomitum quoque tollit ad usum.

VIRGA PASTORIS.

Virgula pastoris tenet omnia fræna cruoris,
Est medela foris ficus, capitisque doloris.

ZEDOARIA.

Zedoar [3], ante datum, morbum fugat inveteratum,
Si post sumatur, bene digerit et sanat ægrum:

---

1 *Urtica dioica* vel *urens.* — 2 *Viola odorata.* — 3 *Curcuma Zedoaria.*

ORTIE.

De longs vomissements elle adoucit l'effet ;
Du sommeil disparu rappelle le bienfait ;
La semence emmiellée apaise la colique,
Sa fréquente boisson calme une toux chronique;
Réchauffe le poumon ; amollit la tumeur ;
D'articulation guérit toute douleur.

VIOLETTE.

Contre les pesanteurs donnez la Violette
Qui chasse les vapeurs d'une ivresse complète.
La purpurine encor guérit du mal caduc,
Surtout le jeune enfant qui dans l'eau prend son suc;
Au malade elle amène un sommeil favorable ;
Dans le vomissement son aide est secourable.

VERGE DU PASTEUR.

La Verge du pasteur au sang retient la bride,
Guérit douleurs de tête, arrête un fic avide.

ZÉDOAIRE.

Au moment du repas prenez cette racine :
Elle combat un mal chronique et l'extermine;
Contre les vains dégoûts l'estomac affermi
Se purge des humeurs dont il était rempli ;

Postque datum, mollit ventrem, fastidia tollit,
Et pectus purgat; stomachi fastidia tollit;
Expellit phlegma, constipatam digerit escam.
Tu me semper ama, quoniam bona do Zedoara.

ZINZIBER.

Algores stomacho, thoraci, renibus aufert;
Idem, conditum, solamen zinziber [1] affert.
Zinziber mane comestum pectus bene purgat;
Mollificat pectus, renum phlegmaque repellit.
Clarificat visum zinziber sæpe comestum,
Humores siccat, cruorem de corde repellit,
Auget calorem stomacho; sic digerit escam.
Zinziber expurgat stomachum, cerebrumque refortat;
Atque sitim pellit, juvenes quoque cogit amare.

1 Radix *Amomi Zinziberi*.

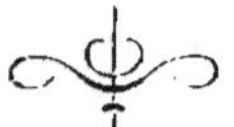

L'aliment arrêté poursuit et se digère.
Le repas achevé, prenez la zédoaire :
Des aliments nouveaux elle règle le cours,
Et du ventre pour eux amollit les contours ;
Enlève la nausée. Ainsi donc cette plante,
Donnée au patient, lui sourit et l'enchante.

GINGEMBRE.

Au froid de l'estomac, des reins et du poumon,
Le gingembre brûlant s'oppose avec raison ;
Confit encore il rend un semblable service.
Mâché dès le matin, aux poitrines propice,
Il sait les amollir, épurer leur humeur,
Et des reins écarter un phlegme corrupteur.
Son usage fréquent éclaircira la vue,
Il dessèche l'humeur ou prévient sa venue ;
Il expulse le sang que renferme le cœur ;
De l'estomac plus fort il accroît la chaleur,
Chaleur bonne à dompter l'aliment qu'on digère,
Le purge d'une humeur désagréable, amère ;
Éteint la soif ; ranime, excite le cerveau ;
En la jeunesse éveille amour jeune et nouveau

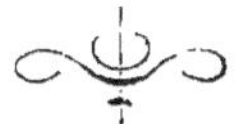

PARS TERTIA

ANATOMICA

NUMERUS OSSIUM ET VENARUM

ET MEMBRORUM OFFICIALIUM.

Nervus et arteria, cutis, os, caro, glandula, vena,
Pinguedo, cartilago, et membrana, tenontes:
Hæ sunt consimiles in nostro corpore partes.
Ossibus ex denis bis centenisque novenis
Constat homo, denis bis dentibus et duodenis,
Ex tricentenis decies sex quinque venis.
Hepar, fel, stomachus, caput, splen, pes, manus et cor,
Matrix et vesica sunt officialia membra.

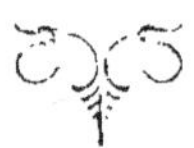

TROISIÈME PARTIE

ANATOMIE

NOMBRE DES OS, DES VEINES

ET DES ORGANES.

DEUX cent et dix-neuf os forment le corps humain.
Trois cent soixante-cinq veines baignent son sein.
Il a trente-deux dents et possède en partage
Membrane, os, veine et chair, tendon, nerf, cartilage,
Graisse et peau, chacun d'eux agent essentiel :
Estomac, pied et main, tête et cœur, rate et fiel,
Matrice, reins, vessie, et conduits hépatiques
Accomplissent du corps les actes organiques.

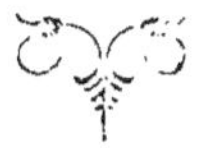

PARS QUARTA

PHYSIOLOGIA

RES NATURALES.

Res naturales septem sunt : scilicet aer,
Corpus, humor, opus, membrum, complexio, virtus.
Istis annexa dicuntur quatuor ista
Esse : figura, color, ætas, distantia sexus.

PERFECTIONES SENSUUM.

Vultur odoratu, lynx visu, simia gustu,
Nos lupus auditu præcellit, aranea tactu.

QUATRIÈME PARTIE

PHYSIOLOGIE

DE LA NATURE HUMAINE.

La nature à nos yeux présente : l'air, l'humeur,
Le corps, la fonction, le membre, la vigueur
Et la complexion. Joignez à ce partage :
Le sexe différent, le teint, la forme et l'âge.

DE LA PERFECTION DES SENS.

L'animal passe l'homme en finesse des sens :
Ainsi le fameux lynx a les yeux plus perçants ;
Du ciel fond le vautour à l'odeur du carnage ;
Le loup d'exquise ouïe a l'insigne avantage ;
Le singe pour le goût ne craint pas de rival ;
Le tact de l'araignée au monde est sans égal.

DE QUATUOR COMPLEXIONIBUS HUMORUM.

Quatuor humores humano corpore constant :
Sanguis cum cholera, melancholia quoque, phlegma.
Terra melancholicis, aqua confert pituitæ,
   Aer sanguineis, ignea vis choleræ.
Humidus est sanguis, calet vis aeris illi;
Alget, humet phlegma, ac illi vis fit aquosa;
Sicca calet cholera ; sic est igni similata;
Melan [1] vero friget et desiccat quasi terra.

SANGUINEI.

Natura pingues isti sunt atque jocantes,
Rumoresque novos cupiunt audire frequenter ;
Hos Venus et Bacchus delectant, fercula, risus;
Et facit hos hilares et dulcia verba loquentes.
Omnibus hi studiis habiles sunt et magis apti.
Qualibet ex causa non hos leviter movet ira.
Largus, amans, hilaris, ridens, rubeique coloris,
Cantans, carnosus, satis audax atque benignus.

[1] Apocope, pour *melancholia.*

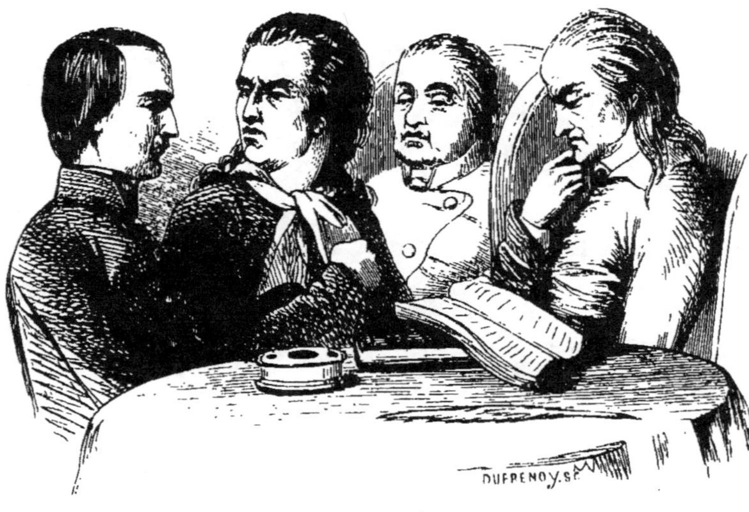

LES QUATRE TEMPÉRAMENTS.

DES QUATRE HUMEURS DU CORPS HUMAIN.

On trouve quatre humeurs dans le corps circulant :
L'atrabile et le phlegme et la bile et le sang.
Le phlegme est formé d'eau ; de terre l'atrabile ;
L'air entre dans le sang, et le feu dans la bile.
Le sang coule et de l'air absorbe la chaleur ;
Le phlegme dans son cours a de l'eau la fraîcheur ;
Par là semblable au feu, chaude et sèche est la bile ;
Comme la terre, froide et sèche est l'atrabile.

DES GENS SANGUINS.

Leur joviale humeur se lit sur leur visage :
Cherchant avidement bruit nouveau, commérage,
Serviteurs de Vénus, de Bacchus favoris,
Ils aiment les bons vins, les longs repas, les ris.
Un embonpoint fleuri brille sur leur personne.
Facile aux doux propos leur langue s'abandonne.
Leur esprit à l'étude avec ardeur porté,
Triomphe de l'obstacle aisément surmonté.
Un motif sérieux pique seul leur colère ;
Généreux, souriant, d'aimable caractère,
Sur leur figure pleine éclate la gaîté,
Et son frais vermillon respire la santé.
Leur cœur, en chants joyeux exhalant son ivresse,
A la bonté facile unit la hardiesse.

CHOLERICI.

Est et humor choleræ qui convenit impetuosis.
Hoc genus est hominum cupiens præcellere cunctos :
Hi leviter discunt, multum comedunt, cito crescunt ;
Iidem magnanimi sunt, largi, summa petentes.
Versutus, fallax, irascens, prodigus, audax,
Astutus, gracilis, siccus, croceique coloris.

PHLEGMATICI.

Phlegma viros modicos tribuit, latosque, brevesque ;
Phlegma facit pingues, sanguis reddit mediocres.
Otio, non studio, tribuunt, sed corpora somno ;
Sensus hebes, tardus motus, pigritia, somnus ;
Hic somnolentus, piger, in sputamine multus ;
Hebes ei sensus, pinguis facies, color albus.

MELANCHOLICI.

Restat adhuc choleræ virtutes dicere nigræ :
Quæ reddit tristes, pravos, perpauca loquentes ;

DES GENS BILIEUX.

Leur caractère ardent, vif, fougueux, irascible,
Sent de primer autrui le besoin invincible ;
Disciples prompts, zélés, et mangeurs complaisants,
Leur taille longue pousse et croît en peu de temps.
Brûlant de parvenir, leur esprit magnanime
Des plus hautes faveurs cherche à gravir la cime.
Leur cœur hardi, prodigue, à l'astuce est porté,
Leur corps sec, grêle et jaune est chétif de santé.

DES PHLEGMATIQUES.

Grâce au phlegme, la taille est courte, large, épaisse,
Dans la veine stagnante il verse un flot de graisse ;
Pour l'étude sans goût, leur esprit sans désir
Chérit du sommeil seul l'insipide plaisir ;
Ils s'y livrent entiers ; leur triste intelligence
S'engourdit et s'endort. Une froide indolence,
Comme leurs sens glacés, éteint leur sentiment.
Paresseuse est leur marche et lent leur mouvement.
Ils crachent fréquemment. Sur leur face immobile
Au teint blafard s'étale une graisse inutile.

DES MÉLANCOLIQUES.

Marquons les traits distincts de la bile noirâtre :
Elle rend l'humeur sombre, amère, acariâtre,

Hi vigilànt studio, nec mens est dedita somno :
Servant propositum, sibi nil reputant fore tutum.
Invidus et tristis, cupidus, dextræque tenacis,
Non expers fraudis, timidus, luteique coloris.

DE COLORIBUS SECUNDUM HUMORES.

Hi sunt humores qui præstant cuique colores :
Omnibus in rebus ex phlegmate fit color albus ;
Sanguine fit glaucus, cholera rubea quoque rufus.
Corporibus fuscum bilis dat nigra colorem ;
Esse solent fusci quos bilis possidet atra.
Istorum duo sunt tenues, alii duo pingues,
Hi morbos caveant consumptos, hique repletos.

RECEPTACULA, DERIVATIO ET EXPULSIO HUMORUM.

Dat cerebrum spiritus, vitam cor, hepar humores
Nigra spleni cholera, dicatur sanguine vena,

Peu communicative ; à l'étude assidu,
L'esprit d'un doux sommeil n'est jamais détendu,
Et couve ses projets d'une ardeur obstinée
Qui d'éternels périls se rêve environnée.
Leur humeur, envieuse et jalouse à l'excès,
Rit des revers d'autrui, s'irrite des succès ;
Prompte à saisir, leur main à s'ouvrir est rétive ;
Et la ruse se glisse en leur âme craintive.

DE LA PHYSIONOMIE SUIVANT L'HUMEUR.

De l'humeur le cachet sur la personne empreint,
Si le phlegme domine, en blanc pâlit le teint ;
De sa pourpre le sang rougira le visage ;
La bile sur le corps inscrit sa jaune image ;
De l'atrabile enfin la livide couleur
Revêt le corps bruni de sa triste noirceur.
Si le sang et le phlegme à l'embonpoint dispose,
L'atrabile au contraire et la bile morose
Amaigrit et dessèche un corps exténué.
Qu'elles craignent les maux d'un corps émacié ;
Que le phlegme et le sang combattent par avance
Les ennuis d'une obèse et lourde corpulence.

RÉCEPTACLES, DÉRIVATION ET EXPULSION DES HUMEURS.

L'esprit, subtil fluide, au cerveau naît; l'humeur
Vient du foie ; et la vie est attachée au cœur.

Pulmo phlegma capit, fel choleramque rapit.
Sanguis per venas purgatur, phlegma veretro,
Fel per sudores, sed melancholia retro.
Debile suscipiens, impellens forte, cadens vis
Retentiva simul fragilis, via larga pororum,
Sunt causæ cur ab hoc membro fluit humor in illud.
Fit stomacho chylus, generatur in hepate chymus.
Vis digestiva se purgat prima fæcando,
Altera mingendo, trina sedimen tribuendo.

CONSENSUS QUATUOR ELEMENTORUM,

QUATUOR HUMORUM, QUATUOR ANNI TEMPORUM ET QUATUOR VITÆ ÆTATUM.

Consona sunt aer, sanguis, pueritia, verque;
Conveniunt ignis, æstas, choleraque, juventus;

La veine tient le sang ; la rate, l'atrabile ;
Le phlegme est au poumon ; la vessie [1] a la bile.
Dans la veine circule et se purge le sang,
Par l'urine au dehors le phlegme se répand,
Par l'acide sueur s'évapore la bile
Et par l'anus enfin s'échappe l'atrabile.
Dans le foie engendré, grâce aux vaisseaux le sang
Parcourt le corps nourri de son flot jaillissant.
Dans un membre invalide une brusque influence
De la rétention détruisant la puissance,
Par les pores ouverts, lâche et glissant chemin,
Entraînera l'humeur en un membre voisin.
Le chyle en l'estomac, le chyme dans le foie
S'engendre et de là suit une diverse voie.
L'aliment digéré subit un triple sort :
Sous forme d'excrément par l'intestin il sort.
Une autre part s'écoule en urine liquide,
L'autre nourrit le corps d'un sédiment solide.

RAPPORT DES QUATRE ÉLÉMENTS,

DES QUATRE HUMEURS, DES QUATRE SAISONS ET DES QUATRE AGES DE LA VIE.

Il règne évidemment certaine convenance
Entre l'air et le sang, le printemps et l'enfance ;
Il en existe aussi, le fait est non moins sûr,
Entre le feu, l'été, la bile et l'âge mûr ;

[1] C'est la vésicule du fiel.

8.

Autumnus, terra, melancholia, senectus;
Decrepitus vel hiems, aqua, phlegmaque sociantur.

ELEMENTORUM HUMANORUM NATURA.

Aeris, ignis, aquæ, terræ gravitas levitasque,
Dum convenere, microcosmum constituere :
Ignis fervorem, visum, dat mobilitatem ;
Externa carnem trahit et gravitatem ;
Aer huic donat quod flat, sonat, audit, odorat,
Gustum et olfactum ; humor est et sanguinis usus.

PARALLELISMUS SIGNORUM CŒLESTIUM CUM PARTIBUS.

Ut cœlum signis præfulgens est duodenis,
    Sic hominis corpus assimilatur eis.
Nam caput et faciem *Aries* sibi gaudet habere,
    Gutturis et colli vis tibi, *Taure*, datur.
Brachia cum manibus *Geminis* sunt apta decenter ;
    Intima *Cancer* pectoris antra regit.
Ast *Leo* vult stomachum, renes sibi vindicat ambos ;
    Atque intestinis *Virgo* præesse cupit.
Ambas *Libra* nates, ambas sibi vindicat anchas,
    Scorpio vult anum, vultque pudenda sibi.
Inde *Sagittarius* in coxis vult dominari,
    Amborum genubus vim *Capricornus* habet ;

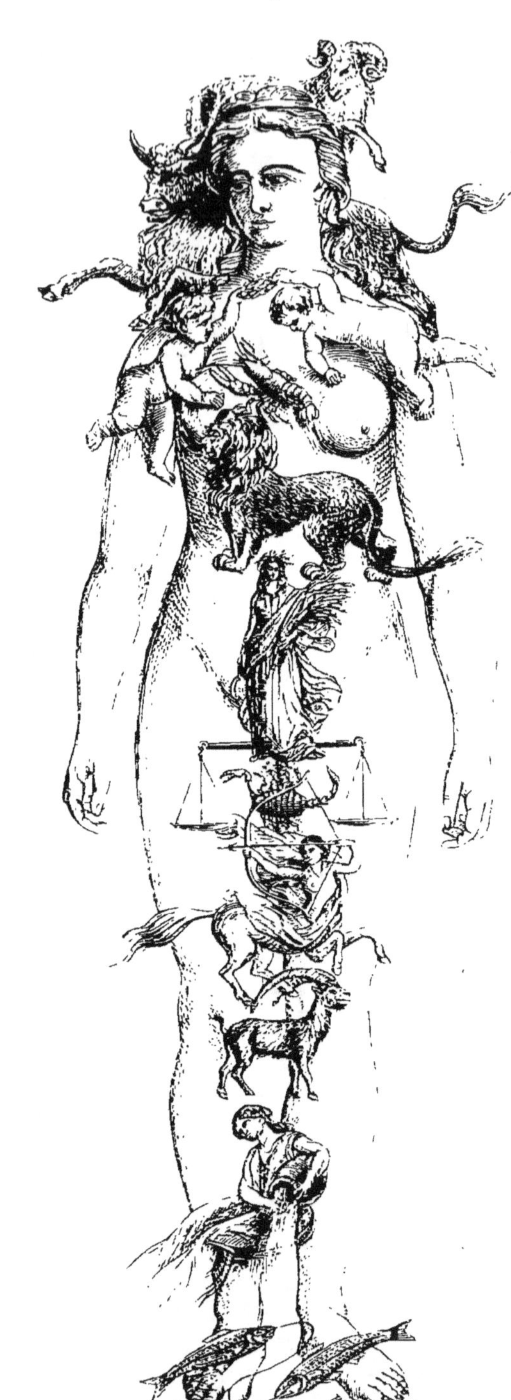

École de Salerne. — Page 139.

RAPPORT DU CORPS HUMAIN AVEC LES SIGNES DU ZODIAQUE.

L'harmonie apparaît entre l'aride terre,
L'automne, l'atrabile et la vieillesse austère ;
L'eau, le phlegme et l'hiver offrent plus d'un rapport
Avec l'âge caduc qui précède la mort.

NATURE DES ÉLÉMENTS HUMAINS.

Des éléments l'essence ou pesante ou légère,
D'un petit monde, l'homme, a fourni la matière :
Le feu donna clarté, mobilité, chaleur ;
La terre fit la chair avec la pesanteur ;
L'air lui porta le vent, la voix, l'odeur lointaine ;
L'eau transformée en sang circula dans la veine.

RAPPORT DU CORPS HUMAIN ET DES SIGNES DU ZODIAQUE.

Aux signes éclatants dont le ciel est paré,
Dans ses membres divers l'homme s'est comparé.
Comme lui le *Bélier* lève sa tête fière ;
Le *Taureau* de son cou dresse la force altière ;
Des bras unis aux mains les *Gémeaux* ont le don ;
Du *Cancer* la poitrine enfle un large poumon ;
Sur l'estomac, les reins, le *Lion* veut l'empire ;
Sur le seul intestin la *Vierge* le désire ;
La *Balance* adopta fesses, côtés égaux ;
Le *Scorpion* l'anus, les membres génitaux ;
Sur les cuisses monté s'arme le *Sagittaire* ;
Le *Bouc* sur les genoux saute non loin de terre ;

Regnat *Aquario* crurum vis apta decenter;
   Piscibus est demum congrua planta pedum.

ORGANORUM VIS PSYCHICA.

Cor sapit, pulmo loquitur, fel commovet iram,
   Splen ridere facit, cogit amare jecur.

VOCIS INSTRUMENTA.

Instrumenta novem sunt: guttur, lingua, palatum,
   Quattuor et dentes, et duo labra simul.

DE PROGRESSU FŒTUS HUMANI.

Massa rudis primo, post embryo, postea fœtus.
Conceptum semen sex primis crede diebus.
Est quasi lac, reliquisque novem fit sanguis, et inde
Consolidat duodena dies, bis nona deinceps
Effigiat, tempusque sequens augmentat in ortum.

DE SIMILITUDINE NATORUM CUM PARENTIBUS.

Fructibus ipsa suis, quæ sit, dignoscitur arbor,
   Sæpe solet similis filius esse patri.

Sur les jambes répand son urne le *Verseau* ;
A la plante des pieds les *Poissons* cherchent l'eau.

PROPRIÉTÉ PSYCHIQUE DES ORGANES.

Le cœur a du savoir l'inestimable don ;
La voix pour s'échapper réclame le poumon ;
Du fiel naît le courroux qui brusquement éclate ;
On aime grâce au foie, on rit grâce à la rate.

DE LA VOIX.

Il faut neuf instruments pour faire une harangue :
Deux lèvres, quatre dents, gosier, palais et langue.

DU FŒTUS HUMAIN ET DE SES PROGRÈS.

Masse informe d'abord, embryon, puis fœtus,
Dans les six premiers jours les germes sont conçus.
Neuf jours changent en sang le blanchâtre liquide,
Dans douze jours ce sang deviendra plus solide ;
Dix-huit jours écoulés ébauchent un contour,
Dont l'incessant progrès produit l'enfant au jour.

DE LA RESSEMBLANCE DES ENFANTS AVEC LES PARENTS.

Si de l'arbre à ses fruits on reconnaît la race,
A son père semblable, un fils suivra sa trace.

～～～～～～～～～～～～～～～～～～～～～～～

PARS QUINTA

ÆTIOLOGIA

SIGNA ASTROLOGICA.

Nil capiti facies, *Aries* cum luna refulget;
In manu minuas et balnea tutius intres;
Non tangas nares, nec barham radere debes.
Arbor plantetur, cum luna *Taurus* habetur,
Ædificare potes, et spargas semina terræ;
Et medicus timeat cum ferro tangere collum,
Brachia non minuas, cum lustrat luna *Gemellos*;
Unguibus et manibus cum ferro curam neges,
Nunquam præstabis a promissione petitum.

CINQUIÈME PARTIE

ÉTIOLOGIE

SIGNES ASTROLOGIQUES.

Dans l'éclatant *Bélier* quand la lune s'engage,
Garde qu'un fer ne touche aux poils de ton visage,
Ne porte pas tes soins sur la tête ; à la main
Soustrais du sang ; tu peux, sans crainte, entrer au bain.
La lune du *Taureau* perçant l'espace immense,
Plante, bâtis, confie à tes champs leur semence ;
Que, du cou, le docteur éloigne un fer tranchant.
Lorsqu'aux *Gémeaux* paraît le disque étincelant,
La veine de ton bras au fer sera sacrée ;
Accomplis d'un serment la promesse jurée ;
Que le fer oublieux n'effleure ongle ni main,
Lorsque brille au *Cancer* l'astre au retour certain ;

Pectus, pulmo, jecur in *Cancro* non minuatur;
Somnia falsa vides; est utilis emptio rerum;
Potio sumatur; securus perge, viator.
Cor gravat stomachum, cum cernit luna *Leonem* ;
Non sarcies vestes, nec ad convivia vades;
Et nil ore vomas, nec sumes tunc medicinas.
Lunam *Virgo* tenet : uxorem ducere noli ;
Detur agro semen, dubites intrare cubile ;
Costas unguentis tentes curare chirurgis.
Libra tenet lunam : nemo genitalia tangat,
Et renes, nates ; nec iter capere tentes,
Extremam partem Libræ cum luna tenebit.
Scorpius augmentat morbos in parte pudenda ;
Vulnera ne cures; timeas ascendere naves ;
Ne capias iter ; caveas de morte ruinam.
Luna nocet femori, per partes mota *Sagittæ;*
Phlebotomia prodest, sed debita quærere noli ;
Rade caput; minuantur brachia, balnea quære ;
Ungues et crinem poteris abscindere tute.
Caper nocet genibus, ipsa cum luna tenebit ;
Intrat anguis novis cito curabitur æger ;
Inducias timuit, nihilque durabit in ipso ;
Capere viam tutius est, potio sumpta salubris ;
Plantas ne medices, legatos mittere noli.
Aquarius lunam tenet : tunc crura tangere cave;
Insere tunc plantas; excelsas erige turres ;
Et si capis iter, ad locum tardius ibis.
Piscis habet lunam : noli curare podagram ;

Poumon, poitrine ou foie obstinément refuse
Du sang ; des songes faux peuplent ta nuit confuse ;
Bois quelque doux breuvage ; avec sécurité
Achète, et suis sans peur un chemin redouté.
De l'astre voyageur quand la lueur divine
A frappé le *Lion,* ne prends pas médecine ;
L'estomac alangui craint un festin pompeux,
Et du vomissement le dégoût odieux ;
Laisse l'habit usé sans réparer l'outrage.
Quand la *Vierge* aperçoit la lune à son passage,
Livre aux champs leur semence ; entre au lit mais plus tard ;
Surtout à prendre femme apporte du retard ;
D'onguents chirurgicaux tente un côté débile ;
Pour ta maison néglige un chemin difficile.
La lune traversant la *Balance,* au repos
Laisse fesses et reins et membres génitaux ;
Ta santé s'applaudit de ce conseil austère.
Quand l'orbe à l'horizon profile sa lumière,
Où le *Scorpion* règne, il augmente le mal
Des organes honteux ; pour l'Océan fatal
Sans toi que la nef parte, oublie une blessure,
Autrement la mort vient et ta ruine est sûre.
Lorsque le *Sagittaire* a revu l'astre errant,
De ton bras avec fruit s'écoulera le sang ;
Ainsi ton art déjoue une triste influence ;
D'un mauvais débiteur laisse en paix la créance ;
Rase-toi hardiment, cherche les bains encor ;
D'ongles et de cheveux retranche un vain essor.

Carpe viam tutus; fuit potio sumpta salubris;
Embryo conceptus, epilepticus exit ab alvo.

DE MENSIBUS

PLUS LÆDENTIBUS IMPRÆGNATAS.

Primus, post quartus, post septimus, inde novenus,
Quatuor hi menses plus vexant parturientes.
Primo vexantur, cum menstrua detineantur,
Quæ quia stringuntur, a febribus accipiuntur.
Quarto vexari debent, quia vivificari
Fœtum testatur, ita repperis unde gravetur.
Septimus his mensis gravis est, quia jam velut ensis
Illas incidit graviter trepidansque resedit.
Lædit eas nonus, quo debent ponere onus.

Aux genoux nuit le *Bouc* quand la lune l'éclaire,
Affermis ta santé par boisson salutaire ;
Des pieds endoloris diffère un traitement,
Pour voyage lointain pars et ceins-toi gaîment ;
Mordu par un serpent guérit vite un malade ;
A temps plus favorable ajourne une ambassade.
Quand la lune pénètre en l'humide *Verseau*,
De planter vient le temps : plante maint arbrisseau ;
Dresse encor dans les airs les murs d'une tour haute ;
Mais toucher à la jambe est une grave faute ;
L'obstacle des chemins au but plus tard conduit.
A travers les *Poissons* quand la lune poursuit,
D'un remède trop vain n'irrite pas la goutte
Qui tourmente tes pieds ; mets-toi sans peur en route ;
Soigneux de ta santé, prends quelque potion ;
Du sein maternel sort un informe embryon.

MOIS DANGEREUX DE LA GROSSESSE.

Certains mois de grossesse à toute femme enceinte,
Pleins de périls croissants, inspirent plus de crainte :
Le premier, réprimant le flux habituel,
Atteste par la fièvre un trouble menstruel.
Le quatrième mois plus encor la tourmente :
Cet étrange désordre est la preuve vivante
Du fœtus qui s'agite et montre qu'il est né.
Dans le septième mois, comme un glaive obstiné,
Il pèse lourdement et rampe, douce charge.
Le dernier mois si dur du fardeau la décharge.

DEBILITANTIA ET DESICCANTIA.

Debilitat et desiccat potus minus haustus,
Permodicusque, et salsa cibaria, frixa,
Ante cibum somnus, studium, vinum veteratum,
Et labor assiduus, et solis fervidus æstus,
Phlebotomia frequens, motus, immoderata libido,
Et cura gravis, studium, jejunia longa.

CAUSÆ TITUBATIONIS.

Impediunt linguam fructus, brevis humor, ineptus
Victus, mens præceps, mens peregrina, timor.

IMPEDIMENTA AUDITUS.

Balnea, sal, vomitus, Venus, repletio, clamor,
Et mox post escam dormire, nimisque moveri,
Ista gravare solent auditum, ebrietasque.

CHOSES DÉBILITANTES ET DESSÉCHANTES.

Aliments frits, salés, et boisson trop petite,
Affaiblissent le corps qui sèche et périclite.
Redoute encore un vin trop vert ou trop âgé,
Veille aride, assidue, et travail prolongé ;
D'un somme avant dîner fuis la douceur tentante
Et des soleils d'été la chaleur accablante ;
Évite de saignée un déplorable excès,
De chagrins, de soucis, les dangereux accès ;
Crains d'un amour trop vif la périlleuse ivresse,
Et d'un jeûne obstiné la durable faiblesse.

CAUSES DU BÉGAIEMENT.

Abondance de fruits et salive indigente,
Embarrassent la langue et la rendent plus lente ;
Trop de vivacité, l'effroi, l'égarement,
Un vice naturel produit le bégaiement.

EMBARRAS D'OREILLE.

Excès d'amour, de table, et sel, vomissement,
Bains, cris tumultueux, et trop vif mouvement,
Le sommeil du repas trop voisin et l'ivresse,
De l'oreille assourdie augmentent la faiblesse.

CAUSÆ TINNITÚS.

Virtus defecta, vapor ulcerans, sensus acutus,
Motus, longa fames, capitis percussio, casus,
Ebrietas, frigus, tinnitum causat in aure.

CAUSÆ DOLORIS AURIUM.

Ventus, apostema, dolor, fames, ictus et æstus,
Atque clamor causæ sunt quales quatuor istæ.

NOCENTIA OCULORUM.

Ista nocent oculis : nocturna refectio, potus,
Pulvis, scriptura, fletus, vigilia, cura,
Balnea, vina, Venus, ventus, piper, allia, fumus,
Porri cum cæpis, lens, fletus, faba, sinapis,
Sol, coitus, ignis, labor, ictus, acumina, pulvis.
  Ista nocent oculis: sed vigilare magis.
Balnea fervida, pocula grandia, somnia pauca,
  Hæc tibi lipposos perficient oculos.

CAUSES DU TINTEMENT D'OREILLES.

Sensation aiguë et chaleur étouffante,
Marche précipitée et force défaillante,
Coups à la tête, froid, chute ou vomissement,
Ivresse, longue faim, causent le tintement.

CAUSES DE LA DOULEUR D'OREILLES.

Le vent, l'abcès, la faim, les coups et la chaleur
Et les cris à l'oreille apportent la douleur.

HYGIÈNE DES YEUX.

Veux-tu d'yeux délicats ménager la faiblesse ?
Fuis les soupers joyeux et la nocturne ivresse ;
Redoute la poussière et les vents, les bons vins,
Les soucis et les pleurs, et l'amour et les bains,
Poivre, ail, poireau, moutarde, oignon, fève et lentille,
Soleil ardent, fumée, et feu vif qui pétille,
Coup mauvais à la tête, et travail trop ardu,
Aux heures de la nuit persistant, assidu :
De ces dangers pour l'œil crains la lente menace,
Crains la veille avant tout qui te brûle et te lasse.
Bain chaud, coupe trop pleine et sommeil trop borné,
De la chassie aux yeux crée un mal obstiné.

CAUSÆ RAUCITATIS.

Nux, oleum, frigus capitis, anguillaque, potus,
Ac crudum pomum, faciunt hominem fore raucum.

CAUSÆ FEBRIS.

Triplex causa febrem generat, custodit et auget,
Ut putredo, pori constrictio, prava diæta.
Iræ, tristitiæ, calor, algor, balnea sicca,
Fervor et esca, labor vigilans, jejunia, bubo.

MORBI EX VENTOSITATE.

Quatuor ex vento veniunt in ventre retento :
Spasmus, hydrops, colica, vertigo : quatuor ista.

ABUNDANTIA SANGUINIS.

Si peccet sanguis, facies rubet, exstat ocellus,
Inflantur venæ, corpus nimiumque gravatur;
Est pulsus frequens, plenus, mollis, dolor ingens
Maxime fit frontis, fit constipatio ventris,
Siccaque lingua, sitis, et somnia plena rubore,
Dulcor adest sputi, sunt acria dulcia quæque.

CAUSES DE L'ENROUEMENT.

Froid à la tête, noix, fruits crus, anguille, ivresse,
Huile, de l'enrouement accroissent la rudesse.

CAUSES DE LA FIÈVRE.

La fièvre a pour principe un sang de veine impure,
Des pores trop serrés, mauvaise nourriture,
Emportement, ennui, froid vif, lourde chaleur,
Bains secs, veille et bubon, long jeûne et dur labeur.

MALADIES RÉSULTANT DES VENTS.

La flatuosité dans le ventre est suivie
De spasme, tournoiement, colique, hydropisie.

EFFETS DE L'ABONDANCE DU SANG.

L'excès d'un sang trop vif rougit la face humaine,
Rend les yeux tout saillants, gonfle, élargit la veine,
Et fatigue le corps épuisé de chaleur.
Le pouls est plein, fréquent; une vive douleur
Appesantit le front; le ventre se resserre;
La soif brûle un gosier que rien ne désaltère;
De rouges visions le sommeil est hanté;
Doux breuvage ou crachat se tourne en âcreté.

9.

MORBI SANGUINIS.

Pleuresis, synochus, hemoptois hinc generantur;
Pustula lata, rubens, sic synocha, morphæa talis,
Ascitis si sit diuturna, repletio talis.

ABUNDANTIA CHOLERÆ.

Accusant choleram frontis dolor, aspera lingua,
Tinnitus, vomitusque frequens, vigilantia multa,
Multa sitis, pinguis egestio, torsio ventris.
Nausea fit, morsus cordis; languescit orexis;
Gravantis choleræ motus hæc signa sequuntur;
Pulsus adest gracilis, durus, veloxque, calescens;
Aret, amarescit, sitit os, tenebroso
Contrahitur somnus; incendia visio fingit.
Pulsatur capitis pars dextra, buccinat auris;
Dum lucis medias librat sol igneus horas,
Ipsa movet, quoniam lux tertia suscitat humor [1].

ABUNDANTIA PHLEGMATIS.

Phlegma supergrediens proprias in corpore vires,
Os facit insipidum, fastidia crebra, salivas,
Costarum, stomachi simul, occipitisque dolores;
Pulsus adest gracilis, tardus, mollis, et inanis;

---

[1] Sans doute pour *humorem*.

MALADIES PRODUITES PAR LE SANG.

Synoque et pleurésie, et crachement de sang ;
Au corps tache rougeâtre et bouton large, ardent ;
Après un temps fort long l'ascite enfin mortelle,
Tels sont les maux qu'enfante un sang vif et rebelle.

EFFETS DE L'ABONDANCE DE LA BILE.

Douleur de front cuisante et tintement d'oreille,
Vomissement fréquent, langue âpre et longue veille,
Soif vive, excréments mous, colique d'intestin
Accusent de la bile un désordre certain :
Dégoût, angoisse au cœur, tout mets semble insipide;
Le pouls est grêle et dur, puis brûlant et rapide ;
La bouche est sèche, amère, et sous les yeux, errants
Voltigent en sommeil des feux étincelants.
A droite bat la tête, et l'oreille bourdonne,
A son ardent midi, quand le soleil rayonne,
La bile s'allumant, sèche, embrase le corps ;
Du jour la troisième heure irrite ses efforts.

EFFETS DE L'ABONDANCE DU PHLEGME.

Quand le phlegme a du corps détendu la vigueur,
Il ôte aux aliments leur ancienne saveur,
Provoque les dégoûts, l'abondante salive,
D'estomac et de flancs une douleur très-vive ;
Le pouls rare, mou, lent, parfois ne se sent pas;
Dans des songes trompeurs l'eau jaillit sous les pas.

Præcedit fallax phantasmata somnus aquosus.
Irritat et minuit nativi jura caloris;
Insipidum reddit gustum, plurimumque salivæ.
De salso salsus, de dulci phlegmate dulcis,
Et sit acetosus simili de phlegmate gustus.
Visus hebes, motus tardus, pigritatio, somnus,
Et sopitivus dolor occipitis comitatur.
Humor phlegmaticus nocturnis æstuat horis.

MORBI PHLEGMATIS.

Proxima paralysis, nisi præcedat medicina :
Excubat in foribus nervorum passio fera.
Longa quies tali dominantur suspicione,
Mollis hiems, senium, regio conformis et esca.

ABUNDANTIA MELANCHOLIÆ.

Humorum pleno dum fæx in corpore regnat,
Nigra cutis, pulsus durus, tenuisque urina,
Sollicitudo, timor, et tristitia, somnia tetra;
Acescens ructus, sapor et sputaminis idem,
Lævaque præcipue tinnit, vel sibilat auris.

Le phlegme refroidit la chaleur naturelle,
Il déprave du goût l'instinct sûr et fidèle :
Du capricieux phlegme, esclave obéissant,
Il devient tour à tour salé, doux et mordant ;
La nuit est sans sommeil, et la vue émoussée ;
La marche est lente, lourde, et la tête affaissée.
Maîtresse à l'occiput, la douleur l'engourdit ;
L'humeur, la nuit, s'éveille et bouillonne et sévit.

MALADIES OCCASIONNÉES PAR LE PHLEGME.

Des nerfs paralysés l'active médecine
Préviendra le péril dont la mort est voisine :
Pour vaincre et conjurer ces effroyables maux,
A ton malade enjoins de longs et doux repos,
Où sa force épuisée, oisive, refleurisse,
Des climats tempérés l'hiver chaud et propice,
Un air mou, pur et tiède, un exquis aliment
Qui ranime sa force et son tempérament.

EFFETS DE L'ABONDANCE DE L'ATRABILE.

Lorsque la bile noire aux viscères domine,
Lent et dur est le pouls et ténue est l'urine ;
L'inquiétude trouble un esprit tourmenté,
Et de songes affreux un sommeil agité,
Un éternel souci prend l'âme et la dévore,
Bientôt d'aigres rapports, d'aigres crachats encore
La bouche se remplit. D'un obscur tintement
L'oreille gauche sonne ou d'un lent sifflement.

MORBI MELANCHOLIÆ.

Auris læva sonat, corpus patitur cacheciam ;
Mania, cancer, hydrops, hæmorrhois hinc generantur ;
Syncopis et sanies, elephantica fœda creantur.
Hinc pars nigrescens hujus est meditatio pestis :
Cancer, lepra, elephas, scabies, quartanaque febris,
Atque melancholicus morbus de nomine dictus.
Temporis, ætatis, morum, regionis, et escæ
Consule naturam, poteris prudentior esse.

MALADIES NAISSANT DE L'ATRABILE.

L'oreille gauche tinte ; au corps la cachexie
Survient ; plus tard, cancer, syncope, hydropisie,
Manie, hémorrhoïde, éléphantiasis,
Cet outrage éternel des traits qu'il a saisis :
Le germe couve en toi du mal opiniâtre,
Quand sur ta peau s'étale une tache noirâtre ;
Lèpre ou gale s'attaque à ton corps irrité,
Et de mélancolic il demeure affecté.
Des aliments, saison, contrée, âge, habitude,
Pour détourner ces maux, fais ta constante étude.

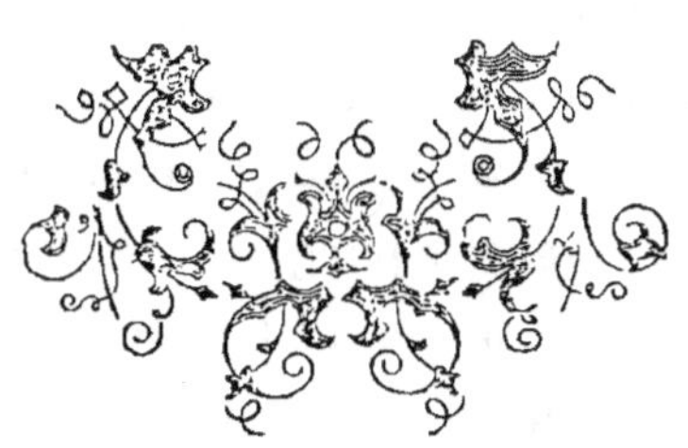

PARS SEXTA

SEMIOTICA

SIGNA MORBORUM.

Monstrat opus læsum, tumor egestum, dolor ægrum,
Infligit, pungit, extendit, aggravat, errat,
Sanguineus, croceus, juvenis, niger humor et aura.
Sanguis et vomitus, ventris purgatio, sputum,
Sudor, apostema, medico dant critica signa.
Hæc a medico bis quinque notentur in ægro :
Consuetudo, genus, ætas, complexio, virtus,
Aer et membrum, morbus, symptomata, causæ.

SIXIÈME PARTIE

SÉMIOTIQUE

SIGNES DES MALADIES.

La fonction lésée indique un mal latent,
La tumeur ou l'enflure est un signe important,
Comme aussi la douleur pongitive, incisive,
Errant par tout le corps, mobile, gravative ;
En certains cas aussi le corps se remplissant
D'une jaunâtre humeur, d'atrabile ou de sang ;
La matière vomie ou par le bas rendue,
Le crachement fréquent, la sueur assidue,
Enfin l'abcès caché, tous ces signes muets
Parlent au médecin qu'ils ne trompent jamais.
Veut-il, en homme expert, traiter la maladie?
D'abord chez son malade, il observe, étudie
Tempérament, sexe, âge, habitudes, santé,
Causes, symptômes clairs du mal, air habité.

PROGNOSIS BONA.

Vis, levitas, sensus, spiritus, mens, somnus et ætas,
Ista notanda prius, post hæc decoctio fluxus,
Præstant infirmis verissima signa salutis.

PROGNOSIS EX OCULO.

Hæc oculi signant, cum febre novem mala signa
Peccant : animus [1], tenebræ, coitus, minor alter,
Sanguineus, pallens, lippus, tremulus, nimis æstus.

SIGNA MORTIS.

Prima tibi facies occurrit, prima notetur,
In se signa gerit, quibus ægri crisis habetur.
Lumina si lateant, aut sint subfusa rubore,
Signa mortis habent, vario distincta colore,
Livida si fuerint, aut effugientia lumen.
Hoc tibi designat venturæ mortis acumen :

1 Peut-être faut-il lire *æstus.*

SIGNES DE GUÉRISON.

D'un malade vois-tu renaître la gaîté,
Le sentiment, la force et la vivacité,
Le besoin d'action, le sommeil salutaire?
Le mal touche à son terme, et ta voix tutélaire,
Hâtant la crise heureuse avec sincérité,
Lui prédit son retour prochain à la santé.

SIGNES TIRÉS DES YEUX.

L'œil offre au médecin plus d'un signe fatal :
D'un malade fiévreux il augurera mal,
Si des yeux inégaux retombe la paupière,
S'ils sont louches, sanglants, blessés par la lumière,
Pâlissants, chassieux, obscurcis d'un brouillard,
Dans l'orbite enfoncés, brûlants ou sans regard.

SIGNES DE LA MORT.

D'un malade d'abord examine la face :
Sur ses traits de la mort se trahit la menace.
Elle approche, elle est là, lorsqu'en leurs cavités
Ses yeux mornes, éteints, ou de sang injectés,
Livides, clignotants, sous leur triste paupière
Se détournent du jour et craignent la lumière.
D'autres signes encore éclaireront tes yeux :
Lui vois-tu le nez mince, un front sec, ténébreux,

Auris pulpa rigens, frons arida, tempora plana,
Naris acuta, labor in motu, somnia vana,
Algor in extremis, calor et sitis interiorum.
His visis abeas, curamque geras aliorum.

SEMIOTICE MORIBUNDI.

His signis moriens certis cognoscitur æger :
Fronte rubet primo, pedibus frigescit in imo ;
Inde supercilium deponit, fine propinqua,
Decidit et mentus, lævus lacrymatur ocellus,
Deficit auditus, nasus summotenus albet.
Sponte sua plorans, mortis dum nunciat horas ;
Antevenit pulsus decurrens propero nisu.
Excubias patitur juvenis noctuque diuque,
Sique senex dormit, designat morte resolvi.

SEMIOTICE PULSUUM.

Qualiter urinam dirimat forma coloris,
Sic etiam pulsuum species et forma tenoris.
Humorum non pulsum plenum determinat esse,
Ariditas vero subtilem denotat esse ;
Si calor abundat, pulsus citus esse notetur ;
Causa quidem pigri, sic frigoris esse probatur.
Sanguis habet pulsum plenum celeremque meatum,
Felleus humor subtilem multumque citatum,

Une oreille engourdie, une tempe creusée,
Des songes vagues, vains, traversant sa pensée,
La fatigue accablant son immobilité,
Une soif dévorante, et toute extrémité
Prise d'un froid mortel : va-t'en, l'art est stérile ;
A ceux qu'on peut guérir, porte un secours utile.

AUTRES SIGNES DE LA MORT.

A des signes certains un mourant se trahit :
D'abord ses pieds sont froids, son front moite rougit ;
Sa paupière retombe et lourdement s'abaisse ;
L'œil gauche est larmoyant et le menton s'affaisse ;
Dans l'oreille le son s'éteint, le nez pâlit ;
Le mourant sent venir sa fin et la prédit.
Le pouls bat haletant et double de vitesse.
Le malade est-il jeune ? une angoisse l'oppresse,
Qui l'arrache au sommeil et le jour et la nuit ;
Vieux ? s'il dort, le trépas pour jamais l'engourdit.

SÉMIOTIQUE DU POULS.

Comme par sa couleur l'urine se décèle,
Ainsi le pouls mobile à ton doigt se révèle :
Sa plénitude indique une abondante humeur,
Son aridité sèche en marque la maigreur ;
Un excès de chaleur hâte le pouls rapide,
Au contraire le froid le rend sec et rigide ;

Phlegma facit pulsum plenum quoque tarde meantem,
Sed niger humor subtilem multumque morantem.
Sicque, secundum quatuor humorum rationes,
Pulsus habet motus, et certam cognitionem.

SEMIOTICE SANGUINIS AMISSI.

Versiculos signa cernens quibus experimentis
Emissus sanguis de venis ordine tali :
Si cruor est albus hominis, quasi spuma, repertus,
Tussim designat, homini dolorque paratur.
Qui si cæruleus sanguis fuerit speculatus,
    Est de fervore tunc dolor in jecore.
Sanguis præterea si nare videtur in unda,
    Physicus hominem vultque pati lapidem.
Si siccus sanguis fuerit, variique coloris,
Et veluti pannus scripaticus ac rubeusque,
    Talem paralysis vexat ubique satis.
Si sanguis putidæ pellis dignoscitur esse,
Intercutanea pestis ibi dominatur.
Si rufus, pulcher sit et unda pulchra parumper,
    Est talis sanus, non tibi sit dubium.
Si natitant globuli, designat ulcera carni.
Sanguis purpureus cito lenis, et undique spissus,
    Indicat hominem tibi marem fore sanum.

Le sang du pouls vivace accroît le mouvement,
Plus grêle avec la bile il marche activement ;
Le phlegme paresseux avec la plénitude
Lui donne sa mollesse et sa lente habitude.
Des humeurs dans le pouls naît la variété,
Où s'instruit la science et la sagacité.

SÉMIOTIQUE DE LA SAIGNÉE.

Ces vers t'indiqueront par quelle expérience
D'un sang tout frais versé s'éclaire ta science :
Le sang qui de la veine en écume blanchâtre
Jaillit, dénote toux, douleur opiniâtre.
Si d'un sang azuré le flot coule à tes yeux,
C'est qu'au foie enflammé bouillonne un trouble affreux.
Sur le sang épaissi quand le sérum surnage,
Tu liras de la pierre un menaçant présage.
S'il est sec, imprégné de diverses couleurs,
Comme une étoffe rude et teinte de rougeurs,
Le malade est en proie à la paralysie.
S'il distille de chair corrompue et flétrie,
Un mal ronge, à coup sûr, l'épiderme et la peau.
S'il est d'un rouge pur, si le sérum est beau,
Dans la bonté du sang prends confiance entière.
Si le globule y nage, il existe un ulcère.
Le sang d'un pourpre riche, éclatant de santé,
D'un corps marque la force et la virilité.

SEMIOTICE SUDORIS.

Multam materiam multus sudor notat ægri,
Aut fluidam, sed in hoc naturam fortificatam :
Paucus, contrariam, sed hanc alibi vacuatam ;
Fervorem, calidus, notat aut morbum diuturnum ;
Frigidus in lento ; dubius, parcens in acuto ;
Sudor habet magis a calidis humoribus ortum ;
Humores fœtens corruptos signat ubique ;
Sudor laudatur, crisis quælibet habeatur :
Universalis bonus est, sed particularis,
Vel si capite fit, vel collo desuper adsit,
Ipse loco morbi malus est, si syncopis adsit.
Vitam detexit, si sudor frigidus exit.

SEMIOTICE STERCORIS.

Si stercus passim nimium aut magis ratione,
Tempore non solito si fit, depravat utrumque ;
Crassum vel pingue, viscosum, membra resolvit ;
Venter spumosus lumbricos, caumata signat ;

SÉMIOTIQUE DE LA SUEUR.

L'abondante sueur du malade exhalée,
Dénote une matière abondante, troublée,
Fluide, intérieure et filtrant au dehors,
Dont le départ soulage et raffermit le corps.
Petite, la sueur apprend que la matière
Sous autre forme sort par une autre barrière ;
Brûlante, la sueur marque un échauffement,
Ou quelque mal chronique; et froide, un mal dormant ;
Intermittente et rare, une douleur intense.
Une humeur allumée en accroît la naissance.
L'humeur âcre produit une âcre exhalaison,
Et la crise bientôt suit, favorable ou non.
Si du corps tout entier la sueur coule, espère ;
Sort-elle uniquement d'un membre, elle est contraire ;
De la tête ou du cou, l'indice est alarmant ;
Quand la syncope amène un engourdissement,
Si la sueur alors distille, froide et fade,
Elle entraîne la vie, et c'est fait du malade.

SÉMIOTIQUE DE L'EXCRÉMENT.

L'excrément tour-à-tour trop fréquent ou trop rare,
Le défaut d'habitude est un mal qui prépare
De fâcheux résultats : épais, gras et visqueux,
Il marque la faiblesse; il dénote, glaireux,
L'échauffement, les vers ; approuvez-le jaunâtre,
Ou par le phlegme teint d'une couleur blanchâtre;

10

Et subcitrinum, laudabile; phlegma dat album.
Si livens, viride, nigrum, de morte figurat.

SEMIOTICE VENTOSITATIS.

Ventulus absque sono figurat meliora sonoro;
Pessimus inclusus, nisi claustris sponte fit usus;
Bombus non sponte phrenesim notat atque dolores.

SEMIOTICE SOMNI.

Somnus nocturnus et curtus est bonus usus,
Sed nil dormire phrenesim notat atque dolores.
Somnus conveniens nocturnis competit horis,
Et si mane, valet; sed nil dormire, fluoris
Est signum, mortis, intensi sive doloris.
Digerit, impinguat, animi calidumque vigorat;
Hinc mens clarescit, requiescunt corpora quando,
Vires confortat; dissolvit, digerit escas,
Appetit et gaudet, præservat, digerit, ardet.

Mais si d'un vert noirâtre il paraît à vos yeux,
Du trépas imminent c'est le signe odieux.

SÉMIOTIQUE DES VENTS.

Un vent qui sort sans bruit est de meilleur présage
Qu'un vent retentissant qui s'échappe avec rage ;
S'il n'est pas spontané quand il fuit sa prison,
Il marque ou la douleur ou bien la déraison.

SÉMIOTIQUE DU SOMMEIL.

Le sommeil de la nuit est d'excellent présage,
De la bonne santé c'est l'ordinaire gage ;
Son absence dénote un esprit tourmenté,
Ou de vives douleurs un malade agité.
Aux heures de la nuit le sommeil salutaire
S'étend même avec fruit quand renaît la lumière ;
Mais si, quand on l'invoque, il s'enfuit, malheureux,
Tremble, la mort approche ou quelque mal affreux.
Le sommeil, partageant au corps sa nourriture,
Rajeunit l'âme, y verse une clarté plus pure,
D'une vigueur nouvelle y rallume les feux ;
Les membres, assouplis dans un repos heureux
Se raniment ; le corps rasséréné digère,
Et, frais et retrempé, goûte une paix entière.

CONDITIONES URINÆ INSPICIENDÆ.

In vitro puro mane totalem collige sane,
Non transmutetur, radians sol quando videtur;
Dum quis prospiciat, iterato non calefiat ;
Adsit tota, recens sit, et ante cibum videatur,
Et ductus ventris absit, tamen esca notetur.
De prope spissa magis hominis minctura videtur,
Nec liquor est alius cui talis regula detur.
Urinæ fundo, medio, summo tria constant :
Hypos. ene. nephel. [1] sedimen genus omnibus istis.
Dant contenta fidem, fallit color et liquor artem ;
Tu quoque cuncta vide, nec profer verba repente;
Sæpius artificem deludit forma coloris,
Et fraudat plerumque fidem censura liquoris.
Est in contentis rata lex, descriptio trita,
    Judicii constat regula recta fide.
Cæterum postponens naturæ conscius Auctor
    Huic Hippocras vim scientia firma trahit.

DE CONDITIONIBUS URINÆ SECUNDUM QUATUOR
COMPLEXIONES.

Qualibet urina si sanguis inundat abunde,
Apparent crassæ, rubeo dominante colore ;

____

1 *Hypostasis. . . eneorema. . . nephele (nebula).*

EXAMEN DE L'URINE D'UN MALADE.

Veux-tu que le docteur à loisir l'examine,
Qu'un flacon transparent garde au matin l'urine,
Fraîche, entière, avant l'heure où tu prends ton repas.
Dès que luit le soleil, ne la transvase pas,
De crainte que le jour, la chaleur ne l'altère.
Conserve d'autre part la solide matière,
Ou note l'aliment que ton repas t'offrait.
L'urine en l'homme un peu plus épaisse apparaît.
En trois couches l'urine au vase se partage,
Qui sont : énéorème, hypostase et nuage.
De l'urine souvent l'indécise couleur
Trompe l'art exercé, l'œil instruit du docteur :
Qu'aucun mot hasardé n'échappe de sa bouche,
Sans que son œil savant ait percé chaque couche ;
Sur des indices faux autrement il se perd,
Mais un juste examen et le guide et le sert.
Il vérifie ainsi la loi toujours constante,
L'exacte autorité que l'urine présente ;
Et d'un secours fidèle emprunte un grand crédit,
Dont s'accroît la science et dont l'art s'applaudit.

DE LA COULEUR DE L'URINE SUIVANT LES QUATRE TEMPÉRAMENTS.

Si d'un sang abondant l'urine se colore,
Une teinte rougeâtre y dominant, Jadore

Si fel subtiles, citrique colore nitentes;
Phlegma quidem grossas, nec non determinat albas;
At niger humor eas subtiles reddit et albas,
Ast sanæ quæ sunt, nil tale videntur habere.

SIGNA CONCEPTUS MARIS VEL FEMINÆ.

In muliere patens, atomosa, solutio pinguis,
Inferius residens amidi quasi lotio, si post
Exiguum tempus fiat simul ima globata,
Et sint subrubeæ partes, fæcesque rotundæ,
Monstrat quod mas sit conceptus; si magis albæ,
Cum forma plana, quod femina concipiatur.

SIGNA SANGUINIS ATTESTANTIS VITIUM VESICÆ.

Si cruor ex vitio vesicæ funditur, ergo
Et prope vesicam gravitas sentitur, et anum,
Et finem spinæ pungit minctura fluendo.

SEMIOTICE LACTIS FEMINEI.

Conceptum maris insinuat concretio lactis,
Cujus gutta cadens in marmore, vel super unguem,
Ducitur in conum, nec defluit in latus ullum.

Et l'épaissit ; le fiel, dans l'urine versé,
Y répand du citron le jaune peu foncé ;
Le phlegme rend l'urine épaisse et blanchissante ;
L'atrabile la rend et blanche et très-coulante.
Mais une urine saine, indiquant la santé,
N'ajoute à sa couleur aucun ton emprunté.

SIGNES DE LA CONCEPTION D'UN GARÇON
OU D'UNE FILLE.

Observe l'excrément de la future mère,
Le sexe de l'enfant te livre son mystère :
S'il est épais, rougeâtre, arrondi, gras, visqueux,
Si l'urine abandonne un dépôt granuleux,
En globules formé, cet enfant sera mâle ;
Femelle, si tu vois l'excrément plat et pâle.

TROUBLE DE LA VESSIE MARQUÉ PAR LE SANG.

Si la vessie émet quelques gouttes de sang,
La vessie et l'anus éprouve un mal cuisant,
Une douleur poignante ; en s'écoulant l'urine
Irrite et mord le bout de la dorsale épine.

SÉMIOTIQUE DU LAIT DE FEMME.

De la future mère interroge le lait :
Le sexe de l'enfant y trahit son secret.
De la mamelle pleine exprime quelque goutte,
Qu'un marbre ou que ton ongle accueille dans sa route ;
Si la goutte en tombant forme un cône bien pur,
Mâle naîtra l'enfant : crois un oracle sûr.

PATHOLOGIA

RES INNATURALES.

Ars prius insurgat in causam, quo magis urget.
Aer, esca, quies, repletio, gaudia, somnus:
Hæc moderata juvant, immoderata nocent.

DE QUINQUE MODIS MORBORUM.

Quinque modis morbi fiunt : de caumate primus;
Corporis ac animæ commotio magna secundus ;
Ut calor est solis, sic tertius est cibus acris;
Quartus adest intra cum sit via larga, restricta,
Quintus ut in putridis humoribus ex febre factis.

SEPTIÈME PARTIE

PATHOLOGIE

CHOSES A ÉVITER.

Plus le mal est pressant, plus l'art doit réagir ;
L'art prévient mieux le mal qu'il ne sait le guérir.
Air, repos et sommeil, plaisirs et nourriture
Tiennent l'homme en santé, goûtés avec mesure :
De ces biens innocents l'abus fait un poison
Qui ravage le corps et trouble la raison.

DES CINQ SOURCES DES MALADIES.

Cinq principes divers engendrent nos fléaux :
Un sang trop allumé d'abord cause nos maux ;
Puis un trouble profond et du corps et de l'âme ;
Comme un soleil ardent l'âcre aliment enflamme ;
Trop large ou trop étroit au corps un vaisseau nuit,
L'humeur putride enfin nous ronge et nous détruit.

GENERA MORBORUM.

Tres sunt, non plures, in nostro corpore morbi :
Morbus consimilis, communis et officialis.
Morbum consimilem causat complexio prava ;
Si caret officio, morbum facit officialem ;
Morbus communis sit, si peccabit utroque.

MORBI HÆREDITARII.

Morphæa cum lepra, tinea, phthisis atque podagra,
Hæc in senibus, ut calculus, hæreditantur.

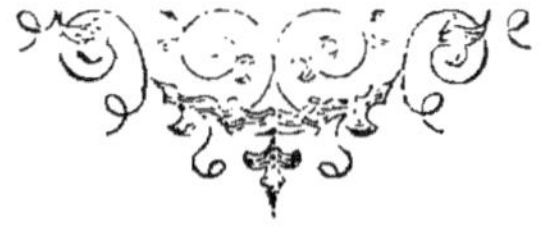

GENRES DE MALADIES.

De trois sortes de maux le corps est irrité,
Soit vice des tissus, soit organe affecté,
Défaut simultané des tissus, de l'organe :
Notre complexion au premier mal condamne,
D'un organe incomplet le second mal naîtra,
Et d'un commun défaut le troisième viendra.

MALADIES HÉRÉDITAIRES.

La morphée et la teigne et la goutte du pié,
La lèpre, la phthisie enlevant sans pitié,
La gravelle, tels sont les maux héréditaires,
Que lègue à leurs enfants la faiblesse des pères.

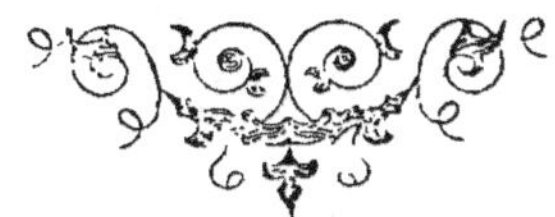

PARS OCTAVA

THERAPEUTICA

UTILITAS THERAPEUTICÆ.

Experimenta notes, minime reprobanda legenti,
Per quæ quisque potest curam conferre dolenti,
Si tunc in primis instet adhibere juvamen ;
Nam diuturna mala pariunt penetrale gravamen.

PTISANA.

Ptisana cum datur sicut decet, alleviatur
Tunc dolor, ac alia procreat aut commoda multa.
Ptisana vitetur, si virtus debilitetur.

DE SATISFACTIONE APPETITUS ÆGROTI.

Quæ petit ægrotans, quamvis contraria, dentur :
Tunc natura viget potius, cum vota replentur.

HUITIÈME PARTIE

THÉRAPEUTIQUE

UTILITÉ DE NOTIONS THÉRAPEUTIQUES.

L E lecteur avec fruit prend quelque connaissance
Des soins que peut donner sa modeste science :
Au malade toujours un retard est fatal,
Le mal secouru vite épargne un plus long mal.

TISANE.

Prescris à ton malade, en tisane, un breuvage
Qui guérisse son mal ou du moins le soulage.
Accablé de langueur, s'il va s'affaiblissant,
Écarte de sa lèvre un remède impuissant.

DE LA SATISFACTION DES DÉSIRS DU MALADE.

Du malade parfois le désir effronté
Réclame quelque objet contraire à sa santé.

11

Sæpe fit horrori stomacho quod dulce dolori.

DIÆTA ÆGROTANTIUM.

Tempore quo febris summe sentitur acuta,
Potus et esca simul tenuissima sint tibi parta.

DUM QUIS LAXATUR.

Edere, dum laxat, vitandum, somnus et absit.
Auræ temperies, motus, vomitus reprimantur,
Laxativa vomit venter, dum languet in ore.
Stypticus oppositus usus levitas in medicina,
Oppositis curis vomitum laxare videbis.

QUANDO MEDICINA NON DARI DEBET.

Si calor est nimius, ventus, vehemensque pruina,
Nulla debet penitus purgans dari medicina.

DISPOSITIONES AD MEDICINAM CAPIENNAM.

Ante datam medicinam debent multa videri :
Corpus, materia, cibus, et digestio, victus,

Plutôt que de heurter son esprit irritable,
Satisfais, même à tort, un caprice blâmable.
Parfois il s'applaudit de téméraires vœux,
Et digère aliments réputés dangereux.
S'il déplaît, en revanche, un utile breuvage
Est rejeté souvent avec dégoût et rage.

DIÈTE DU MALADE.

Au temps du paroxysme, où la fièvre est aiguë,
Prends de manger, de boire une part exiguë.

SOINS A PRENDRE QUAND ON SE PURGE.

Évite le sommeil, évite le manger,
Ou d'un purgatif pris redoute le danger ;
La bouche le vomit, s'il languit dans la bouche.
Crains la fatigue encor, l'air libre qui te touche,
Les rapports nauséeux. Contre un mal opposé,
Le remède astringent est d'un usage aisé.

TEMPS OU L'ON NE DOIT PAS PRENDRE MÉDECINE.

Si le jour est brûlant, s'il vente ou s'il bruine,
S'il neige, garde-toi de prendre médecine.

PRÉCAUTIONS DU MÉDECIN PRESCRIVANT UNE MÉDECINE.

A son malade avant de donner médecine,
Le docteur vigilant avec soin examine

Stomachus et venter, usus quoque, vis medicinæ.

INTROMISSORIA.

Anum clystere purgat, pessaria vulvam ;
Algalia virgam, syringa convenit auri ;
Naso nastale, sed potio convenit ori ;
Visui collyrium pro certo dicitur esse.

GAUDIUM MEMBRORUM.

Pulmo liquiritia, mace cor, stomachusque galanga,
Gaudet hepar spodio, splen cappare, cerebrum moscho ;
Membra quidem veneris congaudent satyrione.

ANTIDOTA.

Allia, nux, ruta, pyra, raphanus et theriaca :
Hæc sunt antidota contra mortale venenum.

De l'estomac le vide ou la réplétion,
L'état du corps entier et la digestion,
L'usage du malade et le mal qui l'oppresse,
Et du médicament la force ou la faiblesse.

INTROMISSION D'OBJETS DIVERS.

L'algalie à la verge, à l'anus le clystère,
La seringue à l'oreille, aux femmes le pessaire,
La tisane à la bouche, au nez son instrument,
Et pour les yeux enfin le collyre calmant.

POUR FORTIFIER CERTAINS ORGANES.

Le spode au foie est doux, le câprier se flatte,
Ses racines aidant, d'épanouir la rate,
La réglisse amollit un poumon irrité,
Et le macis ranime un cœur débilité ;
Que l'amer galanga lui donne son écorce,
L'estomac affaibli recouvrera sa force ;
Le musc aromatique excite les cerveaux,
Et le satyrion les membres génitaux.

ANTIDOTES.

Poire, noix ou radis, ail, rue ou thériaque,
Est, au mortel poison, bon alexipharmaque.

REGIMEN TEMPORE PESTIS.

Devita coitum, infirmos, balnea, fructus ;
Sit cibus atque tuus bonus, et vinum tibi potus :
Illud sit vinum puro quoque flumine mixtum ;
Adde ciboque tuo, cum prandes, semper acetum.
Ex aloe myrrhaque, croco fit pilula firma :
Mane laves vultum, dentes, manusque per acetum ;
Sed caveas oculos ne tangas, nam nocet illis.
Assatum panem perarctum, propter odorem,
In manibus serves, sed si fuerint tibi glaucæ,
Sanguine te minuas, infectum teque noscas.
Sic pestem fugies, hanc formam si bene serves.
Nux, ficus et ruta, muscatum, quatuor ista,
Jejune sumpta, depellunt quæque venena.

PHLEBOTOMIA.

Spiritus uberior exit per phlebotomiam,
Spiritus ex potu vini mox multiplicatur,
Humorumque cibo damnum lente reparatur.
Lumina clarificat, sincerat phlebotomia
Mentes et cerebrum ; calidas facit esse medullas.
Viscera purgantur ; ventrem, stomachumque coercet ;
Puros dat sensus, dat somnum ; tædia tollit ;
Auditus, vocem, vires producit et auget.

DU RÉGIME EN TEMPS DE PESTE.

Évite et fuis l'amour, les malades, les bains,
Bois un vin généreux, prends des aliments sains,
Que ce vin soit trempé d'une eau limpide et pure ;
Ajoute du vinaigre à toute nourriture ;
De myrrhe et d'aloès fais des bols odorants ;
De vinaigre au matin frotte tes mains, tes dents ;
Sans qu'il en tombe aux yeux, frottes-en ta figure.
De pain brûlé parfume une atmosphère impure,
Ta main qui le retient prend-elle une couleur
Verdâtre, à l'instant saigne ou crains un mal trompeur.
La docilité seule échappe au mal funeste :
Noix fraîche; figue, rue et muscat, de la peste
Éloignent le fléau; pris à jeun le matin,
Ils écartent du corps le redouté venin.

DE LA SAIGNÉE.

Un abondant esprit s'échappe avec le sang ;
Mais bientôt le vin bu le rend plus abondant,
Et l'aliment répare avec profit la perte
Du sang qu'avait à flots versé la veine ouverte.
La saignée aux yeux donne un lustre tout nouveau,
Ranime la mémoire, éclaircit le cerveau,
D'une douce chaleur elle échauffe la moelle,
Purge les intestins et le ventre rebelle,

Auditus aperit, memorem reddit, leviorem
Vocem producit, acuit sensum, minuitque
Somnos, emollit iratos, anxia tollit,
Tædia subvertit, oculorum curat aquosos.

TEMPORA PHLEBOTOMIÆ.

Tres insunt istis, Majus, September, Aprilis,
  Et sunt lunares, sunt velut hydra, dies;
Prima dies primi, postremaque posteriorum,
Nec sanguis minui, nec carnibus anseris uti;
  Nec iter arripitur, nec medicina datur.
In sene vel juvene, si venæ sanguine plenæ,
Omni mense plenæ valet incisio venæ.
Incidunt venas morboso sanguine plenas.
Jupiter et Venus bona sunt, Saturnus Marsque maligni:
Sol et Mercurius cum his nam sunt mediocres.
Ver Petro detur, æstas exinde sequetur:
Hanc tenet Urbanus, autumnum Symphorianus;
Festum Clementis caput est hiemis venientis;
Vitus, Lucia sunt duo solstitia viva;
Lamber, Gregorii nox est adæquata diei.
Credo quod ignoret medicorum concio tota,

Calme en le dégageant l'estomac irrité,
Rend aux sens rafraîchis vigueur et netteté,
Donne à la voix plus souple une heureuse mollesse,
De l'oreille flexible aiguise la finesse,
Apaise anxiétés, colère, ennuis, dégoûts,
Abrége le sommeil plus facile et plus doux.

ÉPOQUES DE LA SAIGNÉE.

Septembre, Avril et Mai sont les mois qu'on préfère ;
Mais chacun de ces mois renferme un jour contraire.
Règle-toi sur la lune : en mai, crains le premier ;
En septembre, en avril, redoute le dernier.
En ces jours, médecine ou saignée est proscrite,
Tout voyage ajourné, la chair d'oie interdite.
Sur l'heure, fais saigner, que tu sois jeune ou vieux,
Ta veine que corrompt un sang trop vicieux.
D'un sang trop abondant vois-tu s'enfler ta veine,
N'importe en quel mois, ouvre une veine trop pleine.
Jupiter et Vénus approuvent ton dessein,
Saturne ou Mars sur toi jette un regard malin,
Mercure et le Soleil par leur triste influence
Donnent à la saignée une douteuse chance.
La fête de saint Pierre avec le frais printemps,
Est toujours, en revanche, un favorable temps.
Urbain ouvre l'été, Symphorien l'automne ;
La fête des deux saints pour la saignée est bonne.
Inaugurant l'hiver, saint Clément est fêté ;

Cum bis sex hominum membris sint tributa,
Summopere prohibet Alpharamus, Ptolemæus,
Astrologi summi, nec non Ajaxque Sabæus,
Ut non lædantur membra, quando respiciuntur.

TEMPORA PHLEBOTOMIÆ AD LUNAM.

Septima quando datur, tua tunc vena minuatur ;
Quinta nocet, mira vacuatis omnibus ira ;
Ne careas vita, nonam, quasi toxica, vita ;
Qui quærit venas huic dat lux decima pœnas ;
Sub quintadecima sanguis teneat loca prima ;
Tela neci porta, vibrat vicesima quarta ;
Non linquit totos vicesima quinta minutos ;
Ante diem quintam et post vicesimam quintam
Lunæ crescentis vel decrescentis abinde,
Venæ parcantur, quia corpus debilitatur.
A te vitanda, quasi mors, est phlebotomia.
Non minuas, nisi luna sit quinque dierum ;
In luna plena non tangatur tibi vena,
Sin in momento novitatis : scire memento ;
Sed ventosarum vobis ita competit usus.

Saint Vit, sainte Lucie au solstice d'été,
Au solstice d'hiver, reçoit un double hommage ;
Du jour et de la nuit l'équitable partage
Revient, quand saint Lambert, saint Grégoire est fêté ;
Pour te saigner, choisis un jour si respecté.
L'astrologue Alpharame et le grand Ptolémée,
Ajax le Sabéen, d'illustre renommée,
Dotent l'art médical d'un précepte fort net
Qu'ignore des docteurs le savoir incomplet :
Douze membres à l'homme étant donnés, limite
Pour chacun la saignée à l'époque prescrite.

JOURS LUNAIRES FAVORABLES OU CONTRAIRES A LA SAIGNÉE.

Bon, le septième jour à propos se choisit ;
Le cinquième est funeste et de fiel te remplit ;
Le neuvième, abstiens-toi sous peine de la vie ;
La saignée, au dixième, est de regrets suivie ;
Le quinzième est propice et brille au premier rang ;
Tu perds, vingt-quatrième, et la vie et le sang ;
Le vingt-cinquième laisse une atteinte mortelle.
Que la lune décroisse ou bien se renouvelle,
Si le cinquième jour n'est pas encore né.
Ou si le vingt-cinquième a déjà décliné,
De son sang appauvri ne prive point ta veine ;
Ménage aussi ton sang lorsque la lune est pleine,
Sinon quand son flambeau brille en sa nouveauté,
De la ventouse alors s'offre l'utilité.

TEMPUS NECESSITATIS.

Si senium atque juventa sit, si sanguis abundat,
In sene vel juvene, si venæ sanguine plenæ,
Omni mense bene confert incisio venæ.

TEMPUS ELECTIONIS.

Hi sunt tres menses, Majus [1], September, Aprilis
In quibus eminuas, ut longo tempore vivas.
Martini [2], Blasii, Philippi. Bartholomæi
Venas præcidas, ut longo tempore vivas.

PROHIBENTIA PHLEBOTOMIAM.

Frigida natura, frigens regio, dolor ingens,
Post lavacrum, coitum, minor ætas atque senilis,
Morbus prolixus, repletio potus et escæ;
Si fragilis vel subtilis sensus stomachi sit,
Et fastiditi, tibi non sunt phlebotomandi.

PLAGA VENÆ.

Fac plagam largam mediocriter, ut cito fumus
   Exeat uberius, liberiusque cruor.

[1] Alii *februus* pour *februarius.*
[2] In festo S. Martini, 2 novembr. ; S. Blasii, 3 februar.; S. Philippi,
1 maii; S. Bartholomæi, 24 august.

NÉCESSITÉ DE LA SAIGNÉE.

Si, jeune homme ou vieillard, de sang ta veine abonde,
Ne tarde pas d'un jour à répandre son onde.
Toute heure est favorable et tout mois précieux
Qui prévient la pléthore et son trouble odieux.

DES MOIS OU L'ON DOIT SAIGNER.

Veux-tu vivre longtemps, choisis un mois propice,
Avril, Septembre ou Mai, pour que ton sang jaillisse,
La Saint-Barthélemy, la fête de Martin,
De Philippe ou de Blaise, et ta vie est sans fin.

CAS OU LA SAIGNÉE EST PROSCRITE.

Un tempérament froid, climat froid, douleur vive,
Enfance délicate et vieillesse inactive,
L'estomac d'aliments et de boisson rempli,
D'un long mal tout le corps languissant, affaibli,
Amour ou bain récent, estomac trop sensible,
Proscrivent la saignée et la rendraient nuisible.

DE LA PIQURE DE LA VEINE.

Fais la piqûre large, et plus libre le sang,
Plus abondant l'esprit, s'élance en jaillissant.

CAUTELÆ POST PHLEBOTOMIAM.

Sanguine subtracto, sex horis est vigilandum,
Ne somni fumus lædat sensibile corpus.
Ne nervum lædas, non sit tibi plaga profunda.
Sanguine purgatus, non carpas protinus escas.
Omnia de lacte vitabis rite, minute;
  Et caveat potum phlebotomatus homo.
Frigida vitabis, quæ sunt inimica minutis;
Interdictus erit minutis nubilus aer:
Spiritus exsultat minutis, luce, per auras.
Omnibus apta quies; est motus valde nocivus.
Prima dies veneri non sit data sive sopori.
Iras colloquia fugiant, comedat moderanter
Et potet; obscuris teneantur lumina prima.
Luce secunda tertia lux gravior solet esse.
Quarta dies detur Cereri Bacchoque Venerique;
Observare tamen studeat moderamen in istis.
Quæ lux quarta decet ignorant religiosi.

PRÉCAUTIONS A PRENDRE APRÈS LA SAIGNÉE.

Quand de ton sang versé le flot vient de tarir,
Jusqu'à la sixième heure abstiens-toi de dormir,
Les vapeurs du sommeil irritent la blessure.
Redoute auparavant la profonde coupure
Qui des nerfs délicats trancherait les ressorts.
Ne va pas à l'instant de mets charger ton corps ;
Surtout des aliments écarte le laitage,
Et de ta lèvre avide éloigne tout breuvage.
D'un refroidissement le danger trop certain
Te défend d'affronter l'air humide et malsain.
Ta chaleur que dissipe et l'air et la lumière
Fait d'un entier repos un besoin nécessaire.
Tout frais de la saignée, évite, au premier jour,
De céder au sommeil, de céder à l'amour ;
Cherche un doux entretien sans débats ni colère ;
Bannis loin de tes yeux l'éclatante lumière ;
Et d'un repas frugal mange modérément.
Le second jour aussi veut du ménagement.
Le suivant plus encor ; vienne le quatrième,
Le vin, la bonne chère, et l'amour, l'amour même,
Par des plaisirs plus vifs combleront tes souhaits ;
Mais crains de les gâter par un coupable excès.
Les plaisirs innocents que ce jour autorise,
Aux moines sont proscrits par la rigide Église.

EFFECTUS PHLEBOTOMIÆ.

Exhilarat tristes, iratos placat, amantes
Ne sint amantes, phlebotomia facit.

PHLEBOTOMIA SECUNDUM ÆTATES.

Denus septenus vix phlebotomum petit annus;
Ætate media, multum de sanguine tolle,
Si puer atque senex, tollet uterque parum.
Ver tollet duplum, reliquum tempus tibi simplum.

QUO ET QUANDO.

Vena quadriano vinciri debet in anno :
Æstas, ver dextras ; hiems, autumnusque sinistras.
Incidas venas ut longo tempore vivas.
Quatuor hæc membra : cephe [1], cor, pes, sunt vacuanda :
Ver cor, hepar æstas, ordo sequens reliquas.

VENÆ CONVENIENTES.

In curvaturis brachii sunt quinque minus una ;
Est in utraque manu quæ salvatella vocatur ;
In pede sunt trina poplitisque, sciæque, saphena ;
Unius venæ ramos hos dicimus esse.

[1] Sans doute cephale (κεφαλή, tête).

EFFETS DE LA SAIGNÉE.

Dissipant de l'amour la turbulente ivresse,
Elle éteint la colère, adoucit la tristesse.

SAIGNÉE SUIVANT LES AGES.

En un pressant besoin la dix-septième année
Avec ménagement admettra la saignée ;
L'homme fait, au contraire, en sa maturité,
Perd un sang abondant sans en être affecté.
Chez l'enfant, le vieillard, la saignée est légère,
Double chez l'homme fait dont la force est entière.
Au printemps la saignée est double avec raison,
Qu'elle soit toujours simple en toute autre saison.

SAIGNÉE SUIVANT LES SAISONS.

Saigne du côté droit au printemps, en été ;
A l'automne, en hiver, saigne d'autre côté :
Pour toi s'allongera le chiffre des années.
Tels membres tour à tour réclament les saignées :
C'est le cœur au printemps et le foie en été,
Puis la tête en automne et dans l'hiver le pié.

EFFETS DE LA SAIGNÉE A DIFFÉRENTES VEINES.

Le bras cache en ses plis un quadruple rameau,
La main présente à l'œil un unique vaisseau,
La jambe en offre trois : poplitée et saphène
Et sciatique encor, mais cette triple veine
Coule d'un tronc commun. Garde-toi bien d'ouvrir
La veine de la langue aisée à découvrir

Lingua raninas; post aures sunt juveniles;
Istis incisis, post hoc homo non generabit.

SALVATELLÆ EFFECTUS.

Dat salvatella tibi plurima dona minuto :
Purgat hepar, splenem, pectus, præcordia, vocem;
Innaturalem tollit de corde dolorem.

JUDICIUM SANGUINIS.

Postquam venarum numerus nomenque scitur,
Si bonus aut malus est, inspectio sanguinis adsit,
Eumque cognosces odore, colore, sapore;
Prospicito cuncta, si spuma sit et fissura.

DIÆTA POST PHLEBOTOMIAM.

Sit cibus in prima potu minor, inque secunda
Major, at utrumque lux tertia ponderat æque,
Tertia lux cunctis gravior solet esse minutis.
Prima dies paucas tibi sumere præcipit escas;
Nam de pane bolum, post sorbile porrigit omne.
Coctaque gallina minuentibus est medicina;
Post clarum vinum, post zinziber atque cuminum.
Altera dans pultes modice vult sumere ventres;
Etiam dans gallinas coctas, farcimine plenas;
Pinguis ad hæc hædus prodest coctusque bidellus.

(C'est la veine ranine), et celle de l'oreille
(Juvénile est son nom), car, bizarre merveille !
Si l'une ou l'autre veine est ouverte, jamais
L'homme saigné ne peut engendrer désormais.

DE LA SAIGNÉE A LA SALVATELLE.

Contre l'étouffement saigne la salvatelle,
Du cœur fuit la douleur obstinée et cruelle ;
Le foie et l'hypochondre et la rate et la voix
Le poumon rafraîchis accomplissent leurs lois.

EXAMEN DU SANG.

Quand des veines tu sais et le nombre et le nom,
Examine le sang, s'il est mauvais ou bon :
Odeur, couleur, saveur, tout trahit sa nature ;
Regarde encor s'il laisse écume ou bien fissure.

RÉGIME APRÈS LA SAIGNÉE.

Le premier jour, bois plus et mange beaucoup moins ;
Le second, fais l'inverse ; au suivant, mêmes soins
Du manger et du boire ; affaibli, le malade
Au premier jour se borne à la simple panade.
Parfois le jour troisième, entre tous redouté,
S'aggrave d'accidents fatals à la santé.
A récente saignée une poule bouillie
Passe pour médecine excellente, accomplie :
Tâte donc de la poule et bois doux et clair vin,
Sans oublier sur table et gingembre et cumin.

Sit porcina recens caro pristine phlebotomato;
Carnes pullorum, gallinarumque, fabæque,
Mollia sint ova data, vinum dulce læveque,
Ejus sit potus cerevisia bene veterata ;
Sint pyra poma data paucissima, coctana cocta;
Non lac nec butyrum detur, nec caseus illi ;
Non comedat caules stomacho vomitum generantes.

VENTOSA.

Restat ventosa completa phlebotomia,
Cujus multoties communis et utilis usus.
Summa scaraxamus [1], sed infima scarificamus.
Si virtus fortis sit et humor particularis,
Extra corruptus, vel est apostasis intus,
Casibus his junctis sic bene scarificamus ;
Si restringatur vel ad exteriora trahatur,
Aut æstus nimius, seu pruina sit immoderata,
Mentum cum spatula, lumbi, dorsum, mica, pulpa
Cruris cum coxa, sciatica loca quærit et apta.

[1] *Simple excoriation.*

Bientôt ta faim tolère une poule farcie,
Et pour gagner du ventre, une épaisse bouillie.
Quelque chevreau bien tendre ou quelque agneau bien gras
A l'estomac plus fort s'admet sans embarras.
Mais pour la chair de porc, sinon quand elle est fraîche,
Que ta dent la dédaigne et n'y fasse point brèche.
N'as-tu pas à ton choix et poules et poulets
Et fèves, sans compter vins sucrés, œufs mollets ?
N'as-tu pas pour boisson bière vieille et mousseuse,
Pour fruits (crains-en l'abus), poire molle et juteuse ?
Garde-toi de fromage et de beurre et de lait,
De choux bien plus encor : l'estomac les rendrait.

DE LA VENTOUSE.

De la ventouse il reste à retracer l'usage
Qui dans des cas nombreux offre un grand avantage :
Incisé, l'épiderme attire à soi le sang ;
Si l'intérieur cache un foyer purulent,
Origine du mal, quelque humeur isolée,
Par cette porte ouverte en dehors appelée,
Au corps qu'elle abandonne elle rend la santé.
Mais ressent-on l'ardeur d'un trop brûlant été,
D'un hiver rigoureux subit-on la froidure,
La ventouse irritante avec peine s'endure.
Qu'on l'ajourne à plus tard. On l'applique avec fruit
Au menton, aux endroits où la goutte sévit,
A la nuque, au jarret, à la cuisse, à l'épaule,
Aux reins, au dos encore elle jouera son rôle.

CLYSTERIA.

Multoties prodest clysteria ponere, quare?
Expedit in colica ventosa, fæcesque trahendo,
Hepatis et cordis sedatur passio renum ;
Si cibus est crudus, aut indigestio chymi,
Aut sit apostema, vel lapsus in inferiori
Parte, vel ad tempus, calidum clystere retarda :
Quando tamen datur, patet hinc divisio morbi ;
Attendes super hoc patientis conditiones :
Materiæ debet commotio primitus esse ;
Post clystere datum, patiens requiescere debet ;
Si nihil inveniat, nescit vacuare remota.
Effectus varios clystere probatur habere ;
Ejus multoties communis et utilis usus :
Ventrem mundificat, mordicat, mollificatque ;
Astringit, solidat. Dum causa sit evacuandi,
Bismalva, malva, violaria, mercurialis,
Insimul ista coque, jus extrahe, collige, serva ;
Furfuris adde parum, sal, ac oleum violarum.

CLYSTÈRES.

En mainte circonstance, utile est un clystère :
Des intestins d'abord il extrait la matière,
Il guérit la colique et les vents, et du cœur
Et des reins et du foie apaise la douleur.
Mais si dans l'estomac, l'aliment indigeste,
Sans mesure absorbé, cause un trouble funeste,
Si dans l'intestin droit il existe un abcès,
Quelque chute ou hernie interdisant l'accès,
Dans ce cas, fût-il chaud, retarde le clystère,
Que s'il peut être pris, il sera salutaire.
L'état du patient se consulte en ce point ;
Mais quand il l'aura pris, il doit ne bouger point.
Le remède bientôt, agitant la matière,
Hormis quand elle est loin, l'expulse tout entière.
Fréquent et varié, dans d'innombrables cas,
L'usage du clystère a d'heureux résultats.
Divers en ses effets, tour à tour le clystère
Relâche l'intestin, l'amollit, le resserre,
Éclaircit, aiguillonne, affermit ses parois.
Pour les purifier, fais bouillir à la fois
La mauve, la guimauve et la mercuriale :
A leurs sucs dont bientôt l'heureux don se signale,
Adjoins, pour obtenir plus promptement raison,
L'huile de violette et le sel et le son.

VIRTUTES AGNUS DEI.

Balsamus et munda cera cum Chrismatis unda
Conficiunt Agnum, quem do tibi munere, magnum,
Fonte velut natum, per mystica sanctificatum.
Fulgura desursum pellit, genus omne malignum.
Portatus munde servat a fluctibus undæ ;
Prægnans servatur, sine vi partus liberatur.
Peccatum frangit, ut Christi sanguis, et angit ;
Dona dat, et dignis virtutes destruit ignis ;
Morte repentina salvat Satanæque ruina.
Si quis honoret eum, obtinebit ab hoste triumphum.
Agne Dei, miserere mei, qui crimina tollis.

VERTUS DE L'AGNUS DEI.

Le baume avec lac ire et l'huile du Saint-Chrême
Composent cet Agnus dont la vertu suprême,
Venant de source pure et de mystiques dons,
Chasse l'éclair céleste et les malins démons.
Conservé chastement, il arrache au naufrage ;
Sauve la jeune mère enfantant un doux gage ;
Puissant comme le Christ dont le sang généreux
Effaça les péchés des mortels trop heureux,
Pour le juste il éteint la flamme dévorante,
Le dérobe aux périls d'une mort imminente ;
Et trompe de Satan les piéges abhorrés.
Honorez donc l'Agnus et vous triompherez.

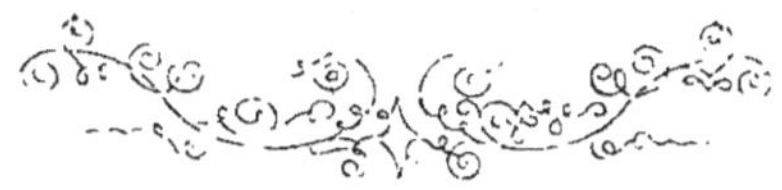

12

PARS NONA

NOSOLOGIA

DE MORBO CADUCO.

Ex epilentia dire caput excruciatur ;

Ex analentia cordis punctura notatur :

Ex catalentia patiens per membra gravatur.

Iste casum poterit solus præscire cavere :

Hæc prius extrema vexans, post proximiora,

Inde cadit, quando penetrat cor et interiora.

Si cadis ex morbo, cor habens ex hoc tribulatum,

Cum succo rutæ craneum bibe pulverisatum

Humani capitis, ait hoc Avicenna probatum.

Primula sic veris facit hoc virtute notatum ;

Herba potens magna quæ valeriana vocatur,

NEUVIÈME PARTIE

NOSOLOGIE

DU MAL CADUC.

L'AFFREUX mal caduc brise et torture la tête ;
L'affligé seul prévoit la crise et la tempête,
En ses extrémités il sent gronder le mal,
Qui furtivement gagne et suit son cours fatal ;
Dès qu'il pénètre au cœur, le malheureux succombe,
Et l'écume à la bouche, il se débat et tombe.
Donnez, dit Avicenne, à ce cœur foudroyé,
Avec le suc de rue un crâne humain broyé ;
Ce remède héroïque est vraiment salutaire.
On recommande aussi la douce primevère,
Une autre plante encor, de renom bien connu
(C'est la valériane), offre au mal sa vertu :
Pendue au cou, dit-on, sa puissance admirable
Prévient du triste mal l'atteinte redoutable.

Cujus cum vino sumpta radice juvatur
Cardiacus, colloque recincta valere putatur.

AD MORBUM CADUCUM.

Gaspar fert myrrham, thus Melchior, Balthasar aurum,
Hæc tria qui secum portabit nomina regum,
Solvitur e morbo, Domini pietate, caduco.

AD STUPOREM MEMBRORUM.

Si manus aut membrum sentitur habere stuporem,
Siccis ventosis studeas revocare cruorem.

DE MORBIS RHEUMATICIS.

Si fluat ad pectus, dicetur rheuma catarrhus ;
Ad fauces branchus; ad nares esto coryza.
A cerebro fluxus ad subdita, rheuma vocatur,
Qui veniens oculis scotomia dicitur, isque
Naribus effusus coryza, superciliique
Fit dolor, hic veniens aures facit has quasi surdas ;
Si venit ad malas ex hoc raucedo fit, osque
Vulnerat ut linguam, si derivetur ab illa,
Seu maxillares ad nervos, hinc dolor urget
Gengivas, dentes, branchus fit faucibus inde,
In gula pestis squinancia ; si petit illud
Cannam pectoris vel tracheam, generatur
Tussis ; si turbet pulmonem, dyspnia fiet

Coupez-en la racine, et cuite dans du vin,
Elle guérit le mal ou rend son accès vain.

PRÉSERVATIF CONTRE LE MAL CADUC.

Balthazar offre l'or, Gaspar offre la myrrhe,
Et Melchior[1] l'encens à l'enfant qu'on admire.
Porte ces noms de rois, tu seras, ô mortel,
Contre le mal caduc, garanti par le ciel.

CONTRE L'ENGOURDISSEMENT.

Si du sang de ta main s'est engourdi le cours,
D'une ventouse sèche applique le secours.

DES MALADIES RÉSULTANT DU FLUX.

Le catarrhe est le flux attaquant la poitrine,
On nomme coryza le flux de la narine,
L'enrouement naît du flux d'un gosier irrité,
L'amaurose, du flux dont l'œil est affecté.
Quand le coryza règne, une douleur domine
Aux muscles des sourcils non moins qu'à la narine ;
Sur l'oreille tantôt si le flux s'est jeté,
L'oreille pour un temps souffre de surdité ;
S'il gagne, en descendant, la mâchoire offensée,
La voix, la bouche entière et la langue est blessée.
Des mâchoires les nerfs sont-ils atteints? Les dents,
Les gencives du mal souffrent en même temps ;

[1] Noms des rois mages qui vinrent adorer Jésus-Christ naissant.

12.

Asthmave, visceribus spumosus fit fluor inde,
Et dolor atque tumor fit et indigestio ventris.

AD CURANDUM RHEUMA.

Jejuna, vigila, caleas dape, valde labora,
Inspira calidum, calidam bibe, comprime flatum.
Jejunes, vigiles, caleas : sic rheumata cures ;
Hæc bene tu serva, si vis depellere rheuma.

CONTRA CAPITIS RHEUMA EX RASURA.

Se, post rasuram, vino quicumque lavabit,
More superveniens distillans rheuma fugabit.
Fictile vas, veluti scutella, paratur
Cui, cum sit calidum, mox pannus subjiciatur :
Hoc tege vase fovens craneum, sic rheuma fugatur.

GUTTÆ SPECIES.

Gutta petens latus dextrum, facit hæc paralysim ;
Si petit ipsa pedes, generabitur inde podagra ;
Si petit ipsa manus, generabitur inde chiragra ;
Membri juncturam ? arthritica nascitur inde ;

L'angine oppresse, étrangle une gorge bridée,
L'enrouement rend la voix sourde, âpre et saccadée.
Si le flux du poumon occupe le canal,
Une toux fatigante aggrave encor le mal ;
S'il prend le poumon même, alors c'est la dyspnée
Qui te suffoque, ou l'asthme à la toux obstinée.
Le mucus écumeux du poumon irrité
Secoue en ses assauts l'estomac cahoté.

POUR GUÉRIR UN RHUME.

Mange et bois chaud, dors peu, fais diète, et que ton corps,
Environné d'air chaud, sue, épuisé d'efforts :
Retiens l'air expiré que ton poumon renvoie,
Ton rhume las, mourant, fuit par la même voie.

POUR PRÉVENIR LE RHUME DE CERVEAU QUAND ON A LA TÊTE RASÉE.

De ses cheveux rasés ton crâne dégarni
Est-il baigné de vin ? tout rhume en est banni.
Une écuelle d'argile, adaptée à ta tête,
S'échauffera du feu qu'un doux foyer lui prête,
Puis, de drap chaud coiffée, elle couvre ton front,
De ce casque nouveau les rhumes s'enfuiront.

VARIÉTÉS DE LA GOUTTE.

Suivant son lieu, le nom de la goutte varie :
Loge-t-elle au flanc droit ? c'est la paralysie.
Gagne-t-elle le pied ? la podagre est son nom.
Est-ce la main ? chiragre est sa terminaison.

Si petit ipsa sciam, fit abinde sciatica pestis ;
Tetanus expansum totum membrum retinebit.

DE LEPRA.

DE SIGNIS VARIARUM SPECIERUM LEPRÆ.

Decidit *alopicia* cilium, lux ignea turget ;
Tuberibus succensa rubet facies saniosis,
Grossa tumet naris, pravum respirat odorem ;
Putrida sanguineum sugit gengiva cruorem.
Glandescit cutis in *tyria,* mollescit et albet ;
Nec membris lymphæ profusio facta cohæret.
Signa *leoninæ* : manuum fissuraque pedum,
Aspera rupta cutis, macies, pruritus et ardor,
Vox et rauca, color citrinus, mobile lumen,
Fit gengivarum corrosio, naris acuta.
Contrahit et spasmat species *elephantica* nervos,
Corrugat nares, oculos facit esse rotundos,
Tubera dura rigent, caro livida, squalidus unguis.

L'articulation ? c'est la goutte arthritique.
La jambe ? elle devient la goutte sciatique.
Le tétanos rigide aux membres engourdis,
Dans l'immobilité tend leurs muscles raidis.

LA LÈPRE.

DES VARIÉTÉS DE LA LÈPRE.

Par la chute des cils connais l'*alopécie* :
L'œil enflammé se gonfle, et la face bouffie
Rejette un pus sanglant par de rouges tumeurs ;
Le nez s'enfle, exhalant de mauvaises odeurs ;
La gencive gercée en la bouche fétide,
Goutte à goutte distille un sang noir et livide.
La glande molle au cou se hérisse et blanchit ;
Sur les membres luisants l'eau coule, glisse, et fuit.
La *léontiasis* se marque à la fissure
Et des pieds et des mains ; la peau rugueuse et dure
S'entr'ouvre, la maigreur envahit tout le corps,
Un prurit ardent brûle et détruit ses ressorts ;
Une teinte olivâtre a plombé le visage,
L'œil est mobile, en feu ; la voix rauque et sauvage ;
La gencive irritée et se ronge et se fend.
Le mal hideux qui doit son nom à l'*éléphant*,
Tire, ébranle les nerfs, la narine se ride,
L'œil enflé s'arrondit, la peau rude et livide
Se contracte, partout la tumeur s'endurcit,
Et l'ongle de la main sèche et se racornit.

AD APOSTEMA.

Est ulcus durum, rubeum? mox cæpa coquatur,
Desuper extendas, mollescit et evacuatur.

CONTRA ANTHRACEM.

His profecto modis anthracem jure fugabis :
Sal et ovi medium mixtum cataplasma ligabis,
Sic mel ac apium, si quis graviora timebit,
Ungat theriaca qua plus virtute valebit ;
Non incidatur, et ab escis abstineatur.

VERRUCARUM MEDICINÆ.

Est canis urina verrucarum medicina ;
Verrucis duris medicamur sanguine muris.
Qui stercus capri vino miscere studebit,
Sicque fricando, bene verrucas removebit ;
Hoc flores salicis et porri succus habebit ;
Coctus in aceto flos dictus ad ista valebit.

CONTRE L'ABCÈS.

Sur un abcès dur, rouge, étale un oignon cuit,
Prêt à jeter son pus, cet abcès s'amollit.

CONTRE L'ANTHRAX.

Pour l'anthrax le remède utile, essentiel,
C'est une moitié d'œuf avec un peu de sel :
Mêlés en cataplasme et posés sur la plaie,
Ils en calment le feu. Que si le mal t'effraie,
Pour éteindre l'ardeur de sa vive âcreté,
Unis la thériaque à l'ache, au miel vanté.
Ce mélange du mal abat la violence ;
Mais point d'incision ; surtout grande abstinence.

CONTRE LES VERRUES.

D'urine âcre de chien humecte la verrue :
Bientôt s'effacera l'excroissance charnue.
Résistante, elle veut d'un rat le sang tout chaud ;
Elle aime aussi le vin, la fiente de chevreau ;
Frotte-la donc longtemps de cet heureux mélange,
Et tu verras tomber la boursouflure étrange.
La fleur de saule encore et le suc de poireau,
Surtout la fleur bouillie en vinaigre nouveau,
Pour extirper le mal jusqu'en son origine,
S'infiltrent dans son pied, en brûlent la racine.

ADVERSUS VARIOLAS.

Ne pariant teneris variolæ funera natis,
Illorum venis variolas mitte salubres;
Seu potius morbi contagia tangere vitent
Ægrum, ægrique halitus, velamina, lintea, vestes,
Ipseque quæ tetigit male pura corpora dextra.

CONTRA PRURITUM CUTIS.

Aspera si cutis est, cum lacte laves asinino,
Fœniculi lymphis, amygdalarumque butyro;
Aprili mense, corpus sic abluc stillis
Incisæ vitis, et pax erit in cute membris.

DE SACRO IGNE QUI DICITUR IGNIS INFERNALIS.

Si sacer exurit ignis, sumatur acetum,
Barba Jovis, solatrum; quæ contere, facque repletum
Ingens vas istis, et membrorum contege tostum.
Si non ista valent, restat succidere totum.

CONTRE LA VARIOLE.

Pour éloigner d'un fils ce poison délétère,
Inocule en sa veine un virus salutaire.
Qu'il évite le lit du malade isolé,
Et le souffle mortel de sa lèvre exhalé,
Et la contagion qui, du linge homicide,
Des habits du malade, épand un mal perfide.
D'une tête si chère, écarte, écarte enfin,
Tous les objets touchés par une impure main.

CONTRE LE PRURIT DE LA PEAU.

D'une peau qui démange adoucis la rudesse
En la baignant souvent avec du lait d'ânesse.
L'eau de fenouil éteint sa brûlante âcreté,
Et le beurre d'amande est un calmant vanté.
De la séve d'avril quand la vigne féconde
Sent monter en ses flancs l'âpre flot qui l'inonde,
De ses pleurs recueillis humecte tout ton corps :
De la démangeaison il brave les efforts.

DU FEU SACRÉ OU FEU INFERNAL.

Du feu sacré ton corps se consume et s'irrite?
Broie et la belladone et l'âcre clématite ;
De leurs sucs, de vinaigre emplis un grand bassin ;
Du mélange brûlant baigne un membre malsain.
Si contre la gangrène échouait le remède,
Le fer tranchant le mal te viendra seul en aide.

13

DE VERMIBUS QUI NASCUNTUR IN CUTE;
PEDICULI CANINI DICUNTUR.

Ex oleo cineri mixto loca trita perunges,
In quibus hos vermes ungens perimendo retundes.

CONTRA PULICES.

Vexatus pulice, fimum porci patieris
Vespere sub veste, sic nocte pace frueris :
Hoc quoties facies, tot noctibus eripieris.

CONTRA FISTULAM.

Fistula curatur : super hanc cataplasma ligatur,
Per biduum, bufonis hepar. Cur et hoc videatur ?
Fortis qui pugnat, a forti plus superatur,
Sicque venenata : sed quod magis est dominatur.

ALIUD CONTRA FISTULAM REMEDIUM.

Auripigmentum, sulphur miscere memento.
His debet apponi calcem, commisce saponi,
Quatuor hæc misce : commixtis quatuor istis,
Fistula curatur, quater ex his si repleatur.

DES VERS DE LA PEAU, DITS POUX DE CHIEN.

Fais un liniment d'huile et de cendre pétrie,
Dont ta main diligente enduit chaque partie;
Sous ce masque gluant, étouffent prisonniers
Les poux qui sur ton corps avaient pris leurs quartiers.

CONTRE LES PUCES.

De puces veux-tu fuir la visite importune?
D'un procédé bizarre éprouve la fortune :
De la fiente de porc introduite en ton lit
Garnis le vêtement préparé pour la nuit :
Ce soin, de l'ennemi précipitant la fuite,
En paisible sommeil change ta nuit maudite.

CONTRE LA FISTULE.

De la fistule écoute un étonnant secours :
C'est d'un crapaud le foie appliqué pour deux jours.
Et comment expliquer cet étrange mystère?
Le plus vaillant l'emporte et triomphe à la guerre,
Pour les poisons de même : un venin de crapaud
D'autre venin triomphe et l'expulse bientôt.

AUTRE REMÈDE CONTRE LA FISTULE.

De soufre et de savon, de chaux et d'orpiment
Avec soin mélangés compose un liniment :
De l'amalgame heureux la fistule remplie
Au bout de quatre fois est comblée et guérie.

CONTRA OMNIA VULNERA.

Vulnera sic possunt pro certo cuncta juvari,
Ni loca sint mortis quibus ars nequit auxiliari,
Ut cordis, cerebri, quæ non possunt medicari.
Accipias canopum, thanasiam, consolidamque;
Hinc artemisiam, caules rubeos, rubeamque :
Manipulos rubeæ binos, reliquis dabis unum,
Hasque terendo simul commiscens adjice vinum ·
Mox in vase novo per pannum funde liquorem,
Quem bibe sæpe haustu pro parte minorem;
Jejunus mane cochlearia sume quaterna,
Pransus deinde tria, sic et vespere terna.
Sexta deinde die cochlearia suscipe quinque
Mane, duo pransus, unum de vespere solum,
Donec claudetur vulnus medicamine totum.
Sic mala per vulnus sudoribus evacuantur,
Sic caro purgatur et vulnera consolidantur.
Fortiter obtures os vasis, vasque repone,
Ne frustreris ope, vento pereundo liquore.

CONTRE TOUTES LES BLESSURES.

L'art ne reconnaît pas de blessure mortelle,
Excepté quand l'organe atteint la rendra telle.
Donc point de guérison si le cœur est frappé,
Et quand c'est le cerveau tout espoir est trompé.
Si l'organe entamé laisse intacte la vie,
Hâte-toi, prends sureau, consoude, athanasie,
Avec absinthe, ronce et choux en quantité,
Deux mesures de ronce exquise en qualité,
Des autres végétaux une seule poignée.
Cette masse broyée et de vin imprégnée,
Tu filtres la liqueur par un linge bien fin,
Et bois ce composé de tisane et de vin.
Dès le matin, à jeun, prends quatre cuillerées,
Trois après ton repas et trois dans les soirées.
Plus tard, cinq le matin, deux après ton repas,
Le soir seulement une, et tu sors d'embarras.
Ce remède, agissant par louable artifice,
Purge la chair immonde, unit la cicatrice ;
Par la blessure ouverte, entraînant tout le mal
La sueur rétablit l'antique état normal.
Bouche avec soin le vase enfermant le liquide ;
Sa force à l'air s'évente et devient insipide.

DE MORBIS CAPITIS.

DOLOR CAPITIS.

Si dolor est capitis ex potu, mox lympha bibatur,
Ex potu nimio nam febris acuta creatur.
Si vertex capitis vel frons æstu tribulentur,
Tempora fronsque simul moderate sæpe fricentur,
Morella cocta nec non calidaque laventur.
Istud enim credunt capitis prodesse dolori :
Styptica non comedat, donec natura juvetur.

AD HEMICRANEAM.

Succus betonicæ, Baptistæ nocte, legatur;
Hunc bibe mane; sic hemicranea sæpe fugatur.
Colligitur nocte, sed summo mane bibatur.
Sic hemicranea mira virtute fugatur.

AD PHRENESIM.

Si caput excruciat phrenesis, mox rade capillos,
Jure laves raphani, post cataplasmatizando.
Et omitte die, sed noctibus hoc iteretur,
Donec proficiat, et aceto mane lavetur.

DES MALADIES DE LA TÊTE.

CONTRE LE MAL DE TÊTE.

D'un excès de boisson que ton front s'alourdisse,
Bois de l'eau, bois encor, pour que ton mal finisse ;
La fièvre dévorante a bientôt désarmé.
Si le front te brûlait, de chaleur consumé,
Que d'une douce main tes tempes soient frottées,
Et d'une infusion de morelle humectées ;
Ce soin apporte au mal un prompt soulagement :
Malade, évite encore un styptique aliment.

CONTRE LA MIGRAINE.

Pour toi que la migraine, horrible mal, attriste,
Cours au jardin la nuit de la saint Jean-Baptiste,
Tu cherches la bétoine, et son suc recueilli
Est en décoction dans un vase bouilli.
Au matin de la fête avale ce breuvage :
Son merveilleux pouvoir du mal calme la rage.

CONTRE LA PHRÉNÉSIE.

Si ton cerveau malade au délire est en proie,
Livre ta chevelure aux ciseaux avec joie ;
Puis du suc de la rave humecte un front uni,
Coiffe d'un cataplasme un crâne dégarni.
Ce soin, de jour omis, la nuit se renouvelle,
De vinaigre au matin baigne le mal rebelle,
Et continue ainsi jusqu'au moment heureux
Qui finit ton supplice et comble tous tes vœux.

DE PILIS EXTRACTIS UT NON RECRESCANT.

Radix evulsi pili ne modo recrescat,
Imprime sanguisugæ cineres opioque madescat
Ac oleo quiami, sic pilus crescere cessat.
Jus floris salicis confert, ranæ quoque sanguis.

AD REVOCANDOS PILOS.

Ut pilos revoces, radas caput atque perungas
Melle per octo dies, et acu primo bene pungas.

AD SOMNUM PERDITUM REVOCANDUM.

Tale quid ex oleo rosco crocoque parabis,
Quo nares intus ungens, somnum revocabis.

CURA OCULORUM.

Sanguine vel sanie si perfundantur ocelli,
Cauterio colli poterit tibi noxa repelli,

POUR EMPÊCHER LES POILS ARRACHÉS DE REPOUSSER.

De tes poils arrachés crains-tu la renaissance ?
La cendre de sangsue en détruit la croissance ;
L'huile de jusquiame ou le suc de pavots,
Sur les bulbes versé, les condamne au repos.
Pour tuer la racine, on l'humecte, on la mouille
Des fleurs âcres du saule et du sang de grenouille.

POUR FAIRE REPOUSSER LES CHEVEUX.

A ton front dépouillé pour rendre sa parure,
Hardiment jusqu'au vif rase ta chevelure ;
La pointe d'une aiguille enfoncée avec art
Y trace mainte plaie, où du miel, sans retard,
Posé durant huit jours, fait pousser et fleurir
L'ornement que le temps commençait d'en bannir.

POUR RAPPELER LE SOMMEIL.

Si de nuits sans sommeil la longueur te chagrine,
D'un admirable onguent tu frottes ta narine :
Huile rosat, safran, d'un mélange vainqueur
Te rendront du sommeil la charmante douceur.

SOIN DES YEUX.

Si de sang ou de pus ton œil est inondé,
Par un cautère au cou le mal est éludé ;

13.

Si sit pruritus, huic unda rosata medetur ;
In panno tenui cuminum dente teratur :
Sic sputo tali lumen in mane juvatur ;
Balsamus addatur meliusque valere putatur.

CONTRA SURDITATEM AURIUM.

Auriculæ surdæ si te vexatio lædit,
Instillatur adeps anguillæ, moxque recedit ;
Hoc et de colubro facias, meliusque valebit ;
Aut titulosa (?), sub hac effectum prorsus habebit.
Virginis auricula pueri mala dicta cavebit.

DE INFIRMITATIBUS ORIS.

PRO DENTIBUS.

Sæpius ex gelida gingivas ablue lympha,
Dentibus ut firmum possis servare vigorem.
Sic dentes serva : porrorum collige grana;
Nec careas thure, cum jusquiamo quoque ure,
Sicque per embotum fumum cape dente remotum.
Lenitam pastam sub mento nocte ligabis,
Pulvere cantharides : tibi sic vesica creatur,
Per quam desudat humor, hinc tormenta fugabit.
Cumino cera commixta calensque juvabit,
Si cataplasmetur, et dentes alleviabit.

S'il ressent du prurit, baigne-le d'eau de rose,
Écrase sous ta dent le cumin qui se pose
En un linge très-mince : écrasé, ce cumin
Fait cracher, éclaircit les yeux dès le matin.
Si tu veux ajouter encore à sa puissance,
Joins d'un baume odorant la suave substance.

CONTRE LA SURDITÉ.

D'une oreille trop lente activant la paresse,
D'anguille, en son canal, instille un peu de graisse.
La couleuvre l'emporte en efficacité,
Et sa graisse encor mieux guérit la surdité.
Aux propos des garçons à langue doucereuse,
La vierge fermera son oreille peureuse.

DES MALADIES DE LA BOUCHE.

CONTRE LE MAL DE DENTS.

Baigne d'eau ta gencive, et des dents la santé
Gardera sa vigueur et sa vivacité.
Pour conserver tes dents, prends et livre à la flamme
La graine de poireau, celle de jusquiame :
Que par un entonnoir leur vapeur s'exhalant
Dans ta bouche entr'ouverte aille endormir la dent.
Le soir sous ton menton pose encore un topique
Tenant de cantharide une poudre énergique.
Sa vertu stimulante, aspirant la douleur,
De la dent cariée éteint bientôt l'ardeur.

Si vis perpetuo dentes fœtore carere,
Des montanum siler, Macedon quoque petroselinum.
Si dens pertusus, vel putridus esse probatur,
Corrumpens alios, tunc protinus ejiciatur.

AD DENTES SERVANDOS.

Pone super dentes marrubia sæpe dolentes.
Si piper et pyrethrum, cortexque coquatur aceto
Mali granati, dentis medicamen habeto ;
Utile credo fore, tepidum si sumis in ore.

DE LINGUÆ PARALYSI.

Si subito perdis usum pro parte loquelæ,
Aut totum prorsus, hæc confert cura medelæ :
Castoreum, cassi frondes baccæque coquantur
In vino forti, statimque valere probatur.

DE OSSE QUANDO TRANSGLUTITUR.

Os qui transglutit, anguillam ponat in ore,

Applique le cumin et la cire échauffée,
De la dent qui fait mal la rage est étouffée.
Mâche avec le persil le siler montagnard,
Des dents la fade odeur se bannit sans retard.
Le double tour des dents avec soin s'examine :
Vois-tu l'une gâtée et gâtant sa voisine,
L'autre, creuse et trouée, à l'instant sans broncher,
Au dentiste prochain cours les faire arracher.

POUR CONSERVER LES DENTS.

Souffres-tu de la dent (douleur lente et cruelle),
Le marrube aussitôt s'appliquera sur elle ;
Le poivre et le pyrèthre, unissant leur vertu,
Relèveront encor ton courage abattu ;
A ce mélange adjoins de grenade une écorce
Bouillie en du vinaigre, il aura plus de force.

DE LA PARALYSIE DE LA LANGUE.

Obligé d'interrompre une belle harangue,
Perds-tu subitement l'usage de la langue ?
La graisse de castor, les feuilles et les fruits
De la casse, au vin fort seront mêlés, et cuits.
Ce breuvage odorant, grâce à sa douceur molle,
A tes vœux rend bientôt le don de la parole.

POUR RETIRER UN OS RESTÉ AU GOSIER.

Avalé de travers, si quelque os te demeure

Quod religata foris os extrahit absque labore.

CONTRA VOCIS RAUCEDINEM.

Raucis salsa nocent, nux, pinguia, nebula, ventus.
Unge dialthæa, galli pinguedine pectus,
Mollia sorbebis ova, sed piperata cavebis.

AD SQUINANCIAM.

Quando dolet guttur, velut ulcera si patiantur,
Protinus abstineas, minuas, sic alleviatur.
Succus amaraci tollit de fauce squinancem
     Potatus magis hanc quæ magis intus hæret.

RIGOR COLLI.

Si rigor est colli, vel distortum tribuletur,
Asse percutias plantas, sic nervi vivificantur,
Hoc quia de cerebro nervi sic ramificantur,
Ut descendentes in plantas corripiantur.

Au gosier, introduite en ta bouche sur l'heure
Une anguille vivante, attachée au dehors,
Attire et saisit l'os entraîné sans efforts.

CONTRE L'ENROUEMENT.

Souffrant d'un mal de gorge, atteint de raucité,
Les mets salés du mal croîtraient la gravité ;
Évite-les, évite un air malsain, humide,
Les aliments trop gras, le vent, la noix perfide.
Le suc de la guimauve adoucit l'enrouement ;
De la graisse de coq compose un liniment,
Qui calme des poumons l'âcreté conjurée.
Mange force œufs mollets ; point de sauce poivrée.

CONTRE L'ANGINE.

Au gosier ressens-tu l'espèce de torture
Ou de tiraillement que d'ulcère on endure,
Qu'on te saigne aussitôt, abstiens-toi d'aliment,
Ce régime t'apporte un grand soulagement.
Contre ce mal cuisant le suc de marjolaine,
D'amygdale irritée apaisera la peine.

CONTRE LE TORTICOLIS.

Si ton cou penche, raide et perclus à moitié,
D'un sou frappe à l'instant la plante de ton pié,
Soudain le nerf du cou sort de paralysie,
Et grâce au choc reprend une nouvelle vie ;
De la plante du pied au cerveau remontant,
Le mouvement de là jusqu'au cou redescend.

CONTRA PECTORIS SICCITATEM.

Siccum pectus habes? Fac hoc valetudine mirum :
Tu liquefac ceram, thus tritum, dulce butyrum;
Hoc super extendas pelli, colloque tenebis,
Sic tamen ut pectus ex omni parte fovebis;
Hoc annis multis ad pectus semper habebis;
Interdum calida digito renovare studebis,
Sed cataplasma tamen nunquam de pelle movebis.

DE OPPRESSIONE PECTORIS.

Oppressum pectus ex rheumate si tribuletur,
Hyssopus attritus coctus cum melle bibatur.

DE PHTHISI.

In phthisico fluxus ventris, casusque capilli,
Mala rubens, fœtor sputi, sunt signa pericli.

CURA PHTHISIS.

Hanc etico curam super omne scias valituram,
Lac, sal, mel junge, bibat contra consumptus abunde :

CONTRE LA SÉCHERESSE DES POUMONS.

Si de poumons trop secs tu crains l'aridité,
D'un merveilleux remède éprouve la bonté :
D'encens broyé, de beurre, et de cire fondue,
Une bande fort large, à ton cou suspendue,
Descend sur ta poitrine, et colle étroitement
A la peau qu'elle enduit d'un moelleux liniment ;
Maintiens-la de longs ans sur ta poitrine entière ;
Renouvelle du doigt l'onctueuse matière,
Qui pénètre les chairs d'un suc doux et calmant,
Mais garde-toi jamais de l'ôter un moment.

CONTRE L'OPPRESSION DE POITRINE.

Si d'un flux suffocant ta poitrine épuisée,
Avec effort expire une haleine oppressée,
Un breuvage de miel et d'hysope vanté
Rend au poumon guéri son jeu, sa liberté.

DE LA PHTHISIE.

Flux de ventre fréquent et chute des cheveux,
Du phthisique dénote un état dangereux ;
Crachat fétide, infect, pommette rougissante
Témoignent du péril une marche croissante.

TRAITEMENT DE LA PHTHISIE.

Je prescris au phthisique un soin essentiel :
Qu'il boive abondamment du lait mêlé de sel,

Lac nutrit, sal traducit, lac melle liquescit.
Lac sit caprinum, melius tamen est asininum.

CONTRA SINGULTUM.

Si per singultum vexaris continuatum,
Te per fictilium famam velut immoderatum
Ingrediens aliquid turbet non præmeditatum :
Sic a singultu te reddet mox relevatum.

AD CORDIS DEBILITATIONEM.

Si cor debilitat, pulvis cum melle coquatur
De margaritis, vel gemmæ, quæ reperiuntur,
In cancri capite qui par virtute putatur,
Hic tradrachmatis pulvis cum melle bibatur.

CONTRA STOMACHI DOLOREM EX REPLETIONE.

Si nimis aut dapibus reprobis es forte repletus,
Jus bibe mox ebuli, vome post; eris inde quietus.

Qu'il y joigne du miel l'adoucissante amorce.
Au malade le lait communique sa force,
Ce lait passe encor mieux, grâce au sel digestif,
Et le miel à son tour lui sert de lénitif.
Parfait, le lait de chèvre avec fruit se digère,
Pourtant le lait d'ânesse est le lait qu'on préfère.

CONTRE LE HOQUET.

D'un hoquet fatigant perpétuel jouet,
Veux-tu faire cesser ce déplaisant hoquet ?
Que le choc imprévu d'un vase que l'on brise,
Frappe d'un bruit soudain ton oreille surprise,
Du son retentissant le sanglot étonné
S'étouffe dans ta gorge et meurt sans être né.

CONTRE LES DÉFAILLANCES.

Éprouves-tu de cœur défaillance subite ?
Avale en poudre fine une perle réduite,
Cette poudre emmiellée a si prompte vertu
Qu'elle ranime vite un cœur froid abattu.
Au lieu de perle encor prends des yeux d'écrevisse :
Égale est leur puissance et pareil leur office.

CONTRE L'INDIGESTION.

Si d'aliments malsains ton estomac chargé
Ou de mets entassés voulait être allégé,
Bois du sureau : bientôt cet écœurant breuvage
Par le vomissement l'apaise et le dégage.

COLICÆ REMEDIA.

Sunt colicæ calor atque cibus cum phlegmate ventris,
Ulcus, lumbricus, sensus defectio causæ.
Gallus, piscis, olus, tria sunt hæc per sua jura,
Cum polypodio, colicis aptissima cura.
Intestina dolens herbas super illa ligabis,
Pulegium, centaureamque, origanum, sal et avenam,
In forti vino coque rosas, jungito furfur,
Vel laterem calidum, superque illa teneto.

CONTRA VENTRIS FLUXUM.

Est nimius fluxus? roscum mel accipiatur,
Quod si differtur curatio, causa gravatur,
Et difficulter patiens morbusque juvatur;
Cortex quercinus medius viridisque coquatur;
Sic aqua cocta diu [1] moderate calens teneatur,
Ac in ea patiens ad renes usque locatur;
Secessus quoties auget, toties repetatur
Donec stet fluxus, ac amodo non moveatur;
Ambra, thus, et myrrha per fumum subjiciantur.

1 Voy. p. 238, vers 1.

CONTRE LA COLIQUE.

La colique provient d'un acide aliment,
D'une chaleur trop vive ou d'un échauffement.
Des lombrics, un ulcère, ou quelque défaillance,
A la colique aussi peuvent donner naissance ;
Mais le suc d'un légume et d'un coq, d'un poisson
Avec le polypode en obtiendra raison.
Origan, pouliot, avoine et centaurée,
Pressent, mêlés de sel, la partie entourée,
Et cuite en du vin fort la rose unie au son,
La brique chaude encor hâte la guérison.

CONTRE LE FLUX DE VENTRE.

D'un trouble intestinal et d'un flux incessant
Si la cure tardive accroît le mal pressant,
Empresse-toi, malade, en telle conjoncture,
Et bois de miel rosat une infusion pure.
Pour raffermir ta force en un besoin urgent,
Enlève au chêne vert son liber astringent,
Fais chauffer à grande eau cette écorce bouillie ;
Dans un bassin cette eau tiède encor recueillie,
Jusqu'aux reins le malade ira nu s'y plonger.
Si le mal renaissant rappelle le danger,
Aisément chaque fois le bain se renouvelle.
La vertu de cette eau réprime un flux rebelle,
Surtout quand le malade aspire en même temps
Les molles vapeurs d'ambre et de myrrhe et d'encens.

PRO VENTRE DURO.

Est venter durus? Aqua pinguis cocta bibatur
Carnis porcinæ, biduo post accipiatur
Zinziber et senæ turo (?) hic quæ pulverisantur,
Et tribus aut binis drachmis in pondere dantur.
Zuccara ponatur et pulvis lenificatur.

CONTRA DYSURIAM EX VENERE.

Legitimam venerem cole. Si male captus, amorem
Prosequeris vetitum, formidans munera fœda,
   Ut sit certa salus, sit tibi nulla venus :
Ut sit certa venus, præsto tibi sit liquor unus,
Quo veretrum et nymphæ prius et vagina laventur.
Lotio post coitum nova fecerit hunc fore tutum ;
Tunc quoque si mingas, apte servabis urethras.

HEPAR INCENSUM.

Est hepar incensum? furfurque, morella terantur.
Hunc super imponas ; tensum mox alleviatur.

CONTRA CALCULUM.

Si lapis excruciat, frigus fuge, quære calorem,
Turbida non sumas, non escam stypticiorem.

CONTRE LA CONSTIPATION.

As-tu le ventre dur ? bois sans aucun retard
Et bois abondamment de l'eau grasse de lard,
Puis au bout de deux jours, une poudre anodine,
Le séné, te relâche, et le mal se termine.
Ajoute un peu de sucre à ce médicament,
L'amertume masquée, il se prend aisément.

POUR PRÉVENIR LA DYSURIE.

Cultive uniquement un amour légitime :
D'un amour dangereux, crains-tu, triste victime,
La souillure honteuse et le présent fatal,
Abstiens-toi, c'est le mieux pour éviter le mal ;
Sinon, pour ta santé, par précaution sage,
D'une utile liqueur fais un prudent usage.
Tes organes d'abord de ce suc imprégnés,
Ceux de la femme encor du même suc baignés,
Quand l'acte est accompli, ce bain se renouvelle
Et garde à ta partie un usage fidèle.

CONTRE L'INFLAMMATION DU FOIE.

Le foie est enflammé ? le son et la morelle
Broyés, mis sur le mal, calment ce mal rebelle.

CONTRE LE CALCUL.

Si d'un calcul aigu tu ressens la douleur,
En évitant le froid recherche la chaleur.

Pecten et renes ungas, patiendo dolorem,
Balnea post intres, ac hirci sume cruorem ;
De quercu glandes in aqua nocte repones,
Mane dehinc quinque sumes, vinumque subinde.

AD PRÆCAVENDOS STIMULOS VENEREOS.

Si luxus stimulat, herbam tere jusquiaminam,
Apponas apium, solatrum, barbamque jovinam ;
Ista super renes ac inguina more ligentur
Horis quinque, die, tot nocte ligata morentur.
Actum id citius confert si continuatur ;
Sed violenta nimis res continuata timetur,
Hincque duos aditus secessibus apta decenter
Ne circumclusæ naturæ jura negentur.
Hinc in quindena ventosa funde cruorem,
Inter testiculos et anum, minuasque calorem,
Hoc facies donec carnis luctamina cessent,
Et cito post stupida genitalia membra quiescant.
Ista sub umbone mulieribus approprientur,
Ut calor et luxus obnoxia destituantur,

Qu'aucun mets astringent, qu'aucune boisson trouble
N'irrite un mal cuisant. Si la souffrance double,
Frotte-toi vivement le pubis et le rein,
Puis, sans retard aucun, plonge-toi dans le bain.
Là d'un bouc immolé bois le sang, liqueur saine;
Dans l'eau, quand vient la nuit, trempe des glands de chêne;
Mange cinq de ces glands au réveil du matin,
Avale par-dessus quelque coup de bon vin.

POUR RÉPRIMER LES DÉSIRS VÉNÉRIENS.

L'aiguillon de la chair stimulant ton désir,
Tourmente-t-il ta nuit éveillée au plaisir,
La jusquiame fraîche et broyée en compresse,
Étouffe en l'endormant le désir qui te presse.
Sur l'aine et sur les reins de ses sucs refroidis
Elle éteint la chaleur des membres engourdis.
La belladone aussi, l'ache, la clématite,
A tes soins vigilants promet la réussite.
Cinq heures dans le jour, autant d'heures la nuit,
Tolère cette gêne et le désir s'enfuit :
Mais pour n'entraver point les besoins de nature,
Ménage adroitement une double ouverture,
Qui dans ce même temps laisse un libre chemin
Aux deux nécessités que créa le destin.
Si ce moyen trop lent contre un feu qui t'irrite
Échouait, sans tarder, pose alors, pose vite,
En un certain endroit, quinze animaux suceurs
Qui de ton sang gorgés en pompent les ardeurs.

Sic stimulis carnis cessantibus eripieris,
Atque, juvante Deo, speciali pace frueris.

CONTRA LUXURIAM IN SOMNIS.

Lamina si plumbi renes tegat, adnihilatur
Luxus, nec fluxus per somnum quis patiatur.

CONTRA VENÆ INFLATIONEM PER MINUTIONEM.

Si venam minuis, caute servato cruorem,
Quo cataplasmato venæ propelle tumorem.

DE ANCHIS IN ITINERE.

Ancharum medium si sentis eundo gravari,
Pannum stuposum mox interpone paratum
Ad lumbare tuum retro, sed et ante ligatum.

Ne peux-tu vaincre encore un sang chaud et rebelle,
De ce remède aisé le soin se renouvelle,
Tant qu'enfin de la chair s'apaise le combat,
Et de ton corps maté le fatigant débat.
La femme à ces ardeurs également sujette,
Pour dompter les tourments d'une nuit inquiète,
Subit sous l'ombilic un pareil traitement
Qui lui porte bientôt pareil soulagement,
Et de la paix des sens la douceur renaissante
Assoupit de son cœur la révolte impuissante.

CONTRE LES PERTES SÉMINALES.

Une lame de plomb, sur tes reins étendue,
De sperme préviendra la perte inattendue,
Et ta nuit, jouissant d'un paisible sommeil,
De désirs énervants ne ressent plus l'éveil.

CONTRE LE GONFLEMENT DE LA VEINE SAIGNÉE.

Garde le sang soustrait de ta veine trop pleine,
En compresse il guérit la tumeur de ta veine.

CONTRE LA FATIGUE EN CHEMIN.

Si la fatigue en route a ralenti tes pas ?
Suis vite ce conseil, bientôt tu marcheras.
Une bande d'étoupe, à ton ventre attachée,
Et, tes flancs contournés, sur tes reins détachée,
Réprime la souffrance et permet que ton pié
Achève du chemin la seconde moitié.

CONTRA VESICAS IN PLANTIS.

Si per vesicas in plantis quis patiatur,
Filos per has trahito, locus statimque juvatur.

DE PARTU IN MALA PELVIS CONFORMATIONE.

Pelvis in angusta parientis fauce retentus
Qua via facta ruat, non multis nisibus infans,
Si faciet medicina viam, si dextra juvabit.
Nec jam cæsareum vulnus Lucina requiret:
Symphyseos pubis dissectio rite peracta,
Damnatos telo partus simul atque parentes,
Protinus et certo, dulces servabit ad auras.
At mitemne adeo pubis divisa medelam
Matribus ac pueris feret, ars ut mitius ullum
Auxilium nequeat, vel convenientius ullum,
Quod possit repeti quoties natura jubebit?

AD PRÆVENIENDAS IN PUERIS DIFFORMITATES.

Hæc quoque rachiticis rite observanda jubebis:
Crebro purgentur, sed crebrius invigilentur;
Quæ metuis pueris mage sunt metuenda puellis.

CONTRE L'AMPOULE DU PIED.

Si quelque ampoule au pied en marchant t'embarrasse,
D'un fil perce l'ampoule et la gêne se passe.

DE L'ACCOUCHEMENT
QUAND LE BASSIN EST MAL CONFORMÉ.

Du bassin resserré si l'étroite ouverture
Offre à l'enfant naissant une route peu sûre,
Le médecin habile, introduisant sa main,
Prévient de longs efforts et lui fraye un chemin ;
Épargnant à Lucine une blessure impie,
Il conserve et la mère et l'enfant à la vie.
Il saura, s'il le faut, par un art redouté
Ouvrir d'un fer prudent le pubis écarté,
Et rayonnant, montrer à la douce lumière
Le nouveau-né vivant comme l'heureuse mère !
Pour l'utile secours de la mère et l'enfant,
Qu'on cherche un procédé plus doux, plus triomphant,
Plus capable de vaincre un vice de structure,
Et se répétant mieux au gré de la nature ?

POUR PRÉVENIR LES DIFFORMITÉS DE LA
TAILLE CHEZ LES ENFANTS.

Crains-tu de voir un jour tes enfants rachitiques ?
D'un zélé dévouement observe ces pratiques :
Que les soins incessants ne s'endorment jamais ;

Hi multum comedant, vacuumque per aera ludant;
Non sedeant, sed eant, et vitent vincla, thoraces.
Si tamen introrsum minitentur pessima dorsum,
Continuo spinam redigas in rectius, illam
Extendens tractu leni simul atque perenni,
Convexosque premens interdum molliter arcus.

Nuit et jour, sur eux veille et souvent purge-les.
Trembles-tu pour des fils ? A la libre lumière,
Qu'ils s'ébattent gaîment sous les yeux de leur mère ;
Leur repas composé de nombreux aliments
Réformera leur taille et leurs tempéraments.
Le mal pour une fille est plus terrible encore ;
Ce mal dans le repos lentement la dévore.
Qu'elle fuie avant tout la molle oisiveté ;
Exerce-la sans cesse, et d'elle rejeté,
Que tout corset gênant qui fait d'elle une esclave,
Épargne à sa croissance une odieuse entrave.
Si par malheur son dos se voûte et s'arrondit,
Tu peux encor, tu peux vaincre un mal qui grandit.
Du rachis dévié corrigeant la structure,
Par un soin insensible aplanis sa courbure ;
Que l'épine à tes doux mais continus efforts
Fléchisse, enfin vaincue, et dompte ses ressorts.

PARS DECIMA

DE ARTE

LAUS MEDICI.

Sensus et ars medici curant, non verba sophistæ;
Hic ægrum relevat curis, verbis necat iste.

MEDICINÆ OBJECTUM.

Nosse malum, sanos servando, ægrisque medendo;
Consule naturam, poteris prudentior esse.
Est medicus, scit qui morbi cognoscere causam;
Quando talis erit, nomen et omen habebit.
Sunt medico plura super ægris respicienda :
In membro crasis, atque situs, plasmatio, virtus,
Morbi natura, patientis conditiones.
Digere materiam, crudamque repelle nocivam,

DIXIÈME PARTIE

PRATIQUE MÉDICALE

ÉLOGE DU MÉDECIN.

Pour guérir un malade, il faut l'expérience
Et l'art du médecin, non la vaine science,
Le parlage ignorant d'un charlatan impur :
L'un arrache à la mort, l'autre tue à coup sûr.

FONCTIONS DU MÉDECIN.

Conserver la santé, guérir la maladie,
Docteur, voilà ton art, ta sublime industrie.
Consulte la nature, et tu verras encor
De ton expérience accroître le trésor.
Poursuis : du médecin la première science
Découvrira du mal la cause et la naissance,
A ce prix seulement il mérite son nom.
Il sait, multipliant l'investigation,

Mollifica duram, compactam solve, fluentem
Et spissam liquefac, spissam lenique fluentem.

MEDICINÆ LIMITES.

Contra vim mortis non est medicamen in hortis.
Si medicus cunctos ægros posset medicari,
Divinus magis deberet jure vocari.
Non physicus curat vitam, quamvis bene longat;
Natura, quæ conservat, descendens, corpora sanat.

MEDICI INCOMMODA.

Stercus et urina medico sunt fercula prima ;
Hydrops, quartana, medico sunt scandala plana.

La porter sur cent points d'où jaillit la lumière
Éclairant tout le mal de lueur salutaire.
Son œil sûr interroge avec sagacité
Les traits du patient vainement agité,
Dans l'organe malade il lit avec adresse
La crase des humeurs, sa force et sa faiblesse.
Il juge (connaissance utile pour le mal)
Et l'état ordinaire et l'état général.
Un coup d'œil prompt enseigne à sa raison savante
La marche de la cure ou plus courte ou plus lente.

LIMITES DE LA SCIENCE MÉDICALE.

Contre la mort en vain vous cherchez un remède,
En vain vous appelez toute plante à votre aide.
Si tu savais guérir tout mal, ô médecin,
On devrait t'invoquer comme un être divin.
Tu peux bien de la vie allonger la limite,
Mais de l'éterniser l'espérance est proscrite,
Et quand tu guéris même, on prétend, non sans droit,
Que la nature sauve et non ton art étroit.

INCONVÉNIENTS DE LA PRATIQUE MÉDICALE.

Entre le médecin : servez sur le moment,
Servez ses mets chéris, l'urine et l'excrément.
Vienne l'hydropisie et la fièvre quartane,
Pour les guérir, hélas, le docteur n'est qu'un âne.

AD PRÆCAVENDAM ÆGRORUM INGRATITUDINEM.

Non didici gratis, nec musa sagax Hippocratis
   Ægris in stratis serviet, absque datis.
Cum locus est morbis, medico promittitur orbis;
Mox fugit a mente medicus, morbo recedente.
Instanter quærat nummos, vel pignus habere;
Fidus nam antiquum conservat pignus amicum;
Nam si post quæris, inimicus haberis.
Dum dolet infirmus, medicus sit pignore firmus;
Ægro liberato, dolet de pignore dato;
Ergo petas pretium, patienti dum dolor instat;
Nam dum morbus abest, dare cessat, lis quoque restat.
Empta solet care multum medicina juvare :
Si qua detur gratis, nil affert utilitatis.
Res dare pro rebus, pro verbis verba solemus :
Pro vanis verbis, montanis utimur herbis;
Pro caris rebus, pigmentis et speciebus.
Est medicinalis medicis data regula talis :
Ut dicatur : *da, da,* dum profert languidus *ha, ha !*
Da medicis primo medium, medio nihil imo.
Expers languoris, non est memor hujus amoris ;
Exige dum dolor est; postquam pœna recessit,
   Audebit sanus dicere : multa dedi.

MEDICASTER.

Fingit se medicum quivis idiota, profanus,
   Judæus, monachus, histrio, rasor, anus,

POUR PRÉVENIR L'INGRATITUDE DES MALADES.

L'élève d'Hippocrate, en sa pénible étude,
Est trop souvent payé de noire ingratitude ;
On lui promet un monde à l'heure du danger,
Le malade guéri n'y paraît plus songer.
L'art s'acquiert à grand prix : sur un lit de misère
Qu'il ne se penche pas sans espoir de salaire.
Du médecin le zèle, au salaire pesé,
S'éteindra promptement, s'il n'est récompensé.
Il prodigue ses soins contre l'or ; en paroles
S'il reçoit son paîment, de remèdes frivoles,
D'herbes de la montagne il use vainement,
Et pour plus généreux garde drogue et piment.
Lorsque son patient de plaintes l'importune,
Le docteur attentif à sa propre fortune,
Profitant de ses cris, obtient sur le moment,
Quelque gage bien sûr, un bon nantissement,
Ou mieux, argent comptant, fait solder son mémoire.
Du malade sauvé chétive est la mémoire :
En ennemi l'on sait qu'il traite sans égard
Le maladroit qui parle honoraires trop tard.

DU MÉDICASTRE.

Il n'est pas d'ignorant, de charlatan stupide,
D'histrion imposteur, ou de Juif fourbe, avide,

Sicuti alchemista medicus fit aut saponista,
Aut balneator, falsarius aut oculista.
    Hic dum lucra quærit, virtus in arte perit.

CONDITIONES NECESSARIÆ MEDICO.

Clemens accedat medicus cum veste polita;
    Luceat in digitis splendida gemma suis.
Si fieri valeat, quadrupes sibi sit pretiosus:
    Ejus et ornatus splendidus atque decens.
Ornatu nitido conabere carior esse,
    Splendidus ornatus plurima dona dabit.
Viliter inductus munus sibi vile parabit,
    Nam pauper medicus vilia dona capit.

EPILOGUS.

In metro pauca mox commemorantia multa,
Quod phisis regimen statim compendio scitur,
Cura subest prompta, languor qua tollitur æger.
Metra juvant animos, continent plurima paucis,

De sorcière crasseuse, ou de barbier bavard,
De faussaire impudent, ou de moine cafard,
De marchand de savon, ou d'aveugle oculiste,
De baigneur imbécile, ou d'absurde alchimiste,
Pas d'hérétique impur qui ne se targue enfin
Du beau titre, du nom sacré de médecin.
Médecin, médecin ! On le crie et proclame
Pour escroquer l'argent par un abus infâme.
Trafic lâche, odieux ! La bonne foi périt,
Le dévoûment succombe et l'art s'abâtardit.

TENUE DU MÉDECIN.

Vêtu d'habits décents, affable et plein de zèle,
Le médecin s'empresse à la voix qui l'appelle.
D'un rubis l'étincelle à son doigt brillera,
Sur un coursier superbe en visite il ira.
Ce splendide attirail rehausse son mérite ;
Sur l'esprit du malade il réussit plus vite,
Reçoit cadeaux sans nombre : un mince accoutrement
Lui vaudrait profit mince et sec remercîment.

ÉPILOGUE.

J'ai voulu dans ces vers célébrer le régime
Qui du triste malade, affligeante victime,
Ranime les esprits et guérit les langueurs.
Sous peu de mots le rhythme abrége les longueurs,

 EPILOGUS.

Pristina commemorant, sed hæc tria grata legenti.
Hæc bene servando, longam vitam tibi mando.
Herbas in terris, cœlo quot sidera cernis,
    A me tot mille verba salutis habe.
Commoda dicendo fit in his, non metra tenendo,
Versus per plures flores carpsi medicinæ,
Opitulante Deo cum Musa tradita, Clio,
Quorum suffragiis opus istud cessat inesse,
In quo quæque bona tenens linguasque malignas,
Grates Deo peragens, actum qui sincerat istud
Auctores cui sunt physici Archigenis alumni,
Maurus, Mathæus, Salomon, Petrus, Urso, moderni
Sunt medici, per quos regnat medicina Salerni.
Hoc tamen medicis veris alitæque sophiæ
Clareat ad plenum, Musarum turba jubente,
Nam tua decreti majestas vilet, et omni
Privatur splendore suo, si publica fiat.
Nam res vulgatæ semper fastidia gignunt,
Ex re vulgata contemptus, nausea surgit,
Nam majestatem minuit qui mystica vulgat,
Nec decreta manent, quorum sit conscia turba.
Exsul sit medicus physicus secreta revelans.
Jam Deus omnipotens, medicus summus medicorum,
Digne felicitet opus istud semper in ævum,
Ipsum confirmet quod nec Jovis ira nec ignis,

Soulage la mémoire, au souvenir rappelle
Ce qu'il sut autrefois, par sa forme nouvelle.
C'est un triple avantage, agréable au lecteur,
Et de longue existence un présage flatteur.
S'il observe avec soin la prudente sagesse
Cachée en ces conseils, il passe la vieillesse.
Reçois pour ta santé mes souhaits plus nombreux
Que les fleurs des jardins, que les astres des cieux
Je recueille en ces vers la Flore médicale,
Grâce au secours d'un Dieu, de Clio sa rivale.
Leur suffrage acheva cet ouvrage fameux
Où sont tracés de l'art les préceptes heureux.
Gloire au Dieu bienveillant ! à l'École moderne
Par qui d'un éclat pur brille aujourd'hui Salerne.
Gloire à jamais à vous, illustre Salomon,
A vous, Maurus, Mathieu, vous Pierre, vous Urson,
Disciples d'Archigène et d'un art qu'on révère,
Épris d'un amour vrai de science sincère,
Que vos noms radieux d'honneur soient entourés,
(La Muse ainsi l'ordonne) et partout célébrés.
Gardez surtout, gardez qu'un profane vulgaire
De votre art respecté ne perce le mystère,
Son éclat dévoilé perdrait sa dignité.
D'un mystère connu décroît la majesté ;
Le frivole dédain suit cette confidence,
Et la foule bientôt refuse obéissance
A des lois dont le maître a trahi les secrets.
Pour qu'ils soient observés, cachez donc vos décrets.

Nec ferrum, nec ætas poterit abolere vetusta.
Istud complentem benedic, Deus, et facientem,
Cui sit laus et honor, benedictio, gloria semper.

          Amen.

FINIS.

Explicit tractatus qui *Flos Medicine* vocatur.
Auctor erat gratus, per quem fuit abbreviatus;
Sublimis status cœlo sit ei præparatus :
Christi per latus stet cum Sanctis elevatus.

          Amen.

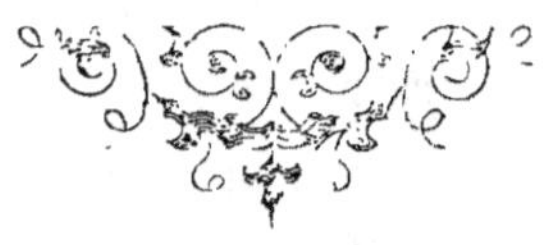

Honte au révélateur et qu'il soit anathème !

Et toi, Dieu tout-puissant, Dieu, médecin suprême,

Jette sur cet ouvrage un regard de bonté

Qui le garde vivant pour l'immortalité.

Veille : de Jupiter il brave la colère,

Il ne craint pas le fer, la torche incendiaire ;

Le temps même, le temps ne peut rien contre lui,

Si ton bras éternel lui prête son appui.

Protége aussi, grand Dieu, l'auteur de cet ouvrage.

A toi louange, honneur et gloire dans tout âge.

Ainsi soit-il.

CONCLUSION.

La Flore médicale achève ici son cours.

L'auteur aimé du ciel en paix finit ses jours.

Que le ciel lui prépare un siége, une couronne ;

Et debout près du Christ qu'avec ses saints il trône.

Ainsi soit-il.

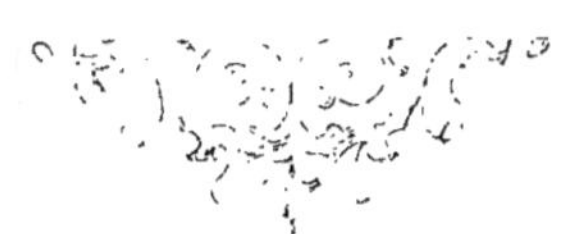

DE LA SOBRIÉTÉ

CONSEILS POUR VIVRE LONGTEMPS

PAR

LOUIS CORNARO

traduit de l'italien sur la dernière édition

PAR

CH. MEAUX SAINT-MARC.

15.

NOTICE

SUR CORNARO

Voici un ouvrage qui n'a pas besoin d'apologie. Son succès date de loin. Il compte aujourd'hui plus de trois siècles. D'où vient la vogue merveilleuse qui a porté dans tous les pays de l'Europe ce petit livre et l'a fait traduire en latin, en français, en anglais et en allemand? Faut-il l'attribuer à l'inquiète curiosité humaine toujours avide d'étendre les bornes d'une vie trop restreinte à son gré? Le titre, il est vrai, est fait pour attirer l'attention, mais si l'œuvre était sans mérite, depuis longtemps le nom de Cornaro serait oublié. Sa théorie n'affecte pas les formes scientifiques et n'a pas la prétention de remplacer les doctes traités d'hygiène. C'est avant tout une œuvre de bonne foi et d'expérience, l'expérience d'un vieillard de 80 ans.

N'est-il pas touchant de voir cet homme vénérable, dans un âge où l'on ne songe ordinairement qu'à goûter en paix les années de répit accordées par la Providence, prendre courageusement la plume afin de laisser au monde qu'il va bientôt quitter

un utile exemple de tempérance et de vertu. Ce modèle de sobriété qu'il trace pour l'avantage de ses lecteurs, c'est d'après lui-
même qu'il le dessine, et la vérité originale du tableau a fait, on
peut le croire, en grande partie, la fortune du livre. C'est le résumé d'une longue pratique et des admirables effets de la
sobriété pour ramener à la vie un malade désespéré, pour affer-
mir solidement la santé d'un être frêle, chétif, et l'aider à tra-
verser les pénibles épreuves de la vieillesse. Ce malade désespéré,
sauvé et transformé par la tempérance, c'est Cornaro lui-même.

Il était né à Venise, en 1466, d'une famille noble qui prétendait
descendre de l'antique race latine des Cornélius. Elle eut, quoi
qu'il en soit, la gloire de donner quatre doges à la République
et une reine, la célèbre Catarina Cornaro, à l'île de Chypre, éphémère conquête de Venise.

Doué d'heureux instincts, mais d'une constitution très-faible,
Cornaro mena la vie dissipée de la jeunesse vénitienne. Les plaisirs faciles et les excès de tout genre achevèrent de ruiner sa
débile santé. Vers l'âge de 35 ans, il fut saisi de douleurs violentes
d'estomac et de côté, d'accès de goutte et d'une fièvre continue
qui présageaient une fin prochaine. Les médecins, après mille
tentatives infructueuses, lui annoncèrent que s'il ne changeait
pas de régime, sa mort était certaine. Il n'hésita pas un instant.
L'idée de mourir, nous dit-il, lui était singulièrement désagréable. Il rompit aussitôt avec toutes ses vicieuses habitudes, et ima-
gina ce régime mémorable, dont il ne se départit pas tout le reste
de sa vie et qu'il restreignit même avec les progrès de l'âge. Une
seule fois il contrevint aux prescriptions rigoureuses qu'il s'était
imposées, nous dirons en quelle circonstance, et le résultat presque fatal que faillit amener cette infraction. Il commence par se
guérir de toutes ses infirmités. Un an à peine lui suffit. Deux

points appellent surtout son attention : la quantité et la qualité des aliments solides ou liquides qu'il doit se permettre. Il se rend compte soigneusement des mets et des vins que son estomac digère, et, après une longue suite d'épreuves, il s'arrête à un régime qui paraît d'une sobriété excessive à nos appétits plus tolérants. Il borne sa nourriture de chaque jour à 12 onces d'aliments, pain, potage, œufs, viande ou poisson et à 14 onces de vin.

On a accusé ce régime d'être minutieux et outré. L'accusation serait fondée peut-être, si Cornaro avait voulu l'imposer à tout le monde. Loin de là. S'il vante ce régime, c'est qu'il en a ressenti l'efficacité pour lui-même. Mais il exhorte chacun à l'adapter à son propre tempérament. Conformez-vous, dit-il, aux deux règles relatives à la quantité et à la qualité des aliments, et restez plutôt sur votre appétit, tout est bien.

Ce n'est pas que sa prudence dédaigne les autres préceptes de l'hygiène. Il conseille d'éviter le froid, la chaleur, la fatigue, l'excès dans les plaisirs, le mauvais air, le vent, le soleil, les émotions trop vives ; mais, dit-il, en citant Galien, ces émotions sont peu préjudiciables.

Il connaît les avantages d'une habitation aérée, heureusement distribuée, et pour donner sur ce point l'exemple (accessible à peu de gens, il est vrai), il se bâtit à lui-même des maisons de ville et de campagne délicieuses, il aime à nous l'apprendre. S'il fuit toutes les passions violentes ; si l'ennui des procès, si la perte d'une partie de sa fortune n'ébranlent guère sa philosophie, il recherche les affections douces, les entretiens agréables. La société des lettrés, des savants, des artistes surtout lui plait singulièrement. Avide d'étendre ses connaissances, il voyage chaque année pour son instruction et son plaisir. Il visite avec intérêt les musées, les divers travaux d'art, architecture ou statuaire, anciens ou modernes. Architecte lui-même, il avait dessiné le plan des maisons qu'il habitait, assez habilement disposées, dit-il, pour éviter le froid de l'hiver, et la chaleur de l'été.

Tous les détails, la plupart charmants, qu'il nous donne sur ses occupations complètent l'idée un peu étroite qu'on se fait généralement de son régime, et lui enlèvent cette monotonie sèche et cette rigueur fastidieuse d'observation auxquelles on le suppose astreint. La minutie en est entièrement absente, sinon peut-être à l'heure des repas. Ce régime, exactement pratiqué, avait fait de lui non pas un homme robuste, mais un homme bien portant. Car depuis l'âge de 35 ans environ jusqu'à 70 ans, sa santé fut parfaite et il n'éprouva dans ce long intervalle que de légères indispositions qui ne duraient pas, dit-il, plus d'un jour ou deux. Il fit à cette époque une chute grave. Sa voiture versa, il reçut des blessures nombreuses au corps et à la tête, et fut ramené chez lui avec une jambe et un bras démis. Les médecins lui conseillaient saignée et purgation, et voyant qu'il refusait, ne lui donnaient pas trois jours à vivre. Leur prédiction fut trompée. Convaincu que son régime fermait la porte à tous maux, il se contenta de faire frotter avec certaines huiles les plaies dont il était couvert, et il guérit si bien qu'il vécut encore près de 30 ans.

Sa santé pendant tout le reste de sa vie n'eut plus qu'un assaut à subir et dont il triompha encore, grâce à la force acquise de son tempérament. Il avait 78 ans quand les instances de ses amis et de ses proches le décidèrent, bien malgré lui, à ajouter quelque peu au régime insuffisant, prétendait-on, à le maintenir en santé. Il accrut de deux onces la quantité de ses aliments et de deux onces le poids de sa boisson. Cette augmentation insignifiante lui causa une vive douleur de côté qui dura vingt-deux

jours et qui fut suivie d'une fièvre continue de trente-cinq jours
avec privation de sommeil. Si nous entrons dans ces détails, c'est
pour montrer le côté exagéré d'un régime dont Cornaro avait
fini par devenir l'esclave. C'est à peu près le seul reproche qu'on
puisse lui faire. Un régime peut être sévère, mais il doit pourtant
se prêter aux diverses modifications accidentelles que le cours de
la vie amène forcément. Le danger peut venir justement de cette
stricte observation, qui, ne se permettant jamais un jour de relâche, se trouve désarmée dans les cas d'infraction involon-
taire. Une fois remis de cette longue secousse, Cornaro continua
le cours paisible de sa carrière exceptionnelle et qui pour lui
n'était que le terme ordinaire assigné par la nature à l'homme.
On sait qu'un savant physiologiste de nos jours, et qui a parlé
en d'heureux termes de Cornaro, recule bien plus encore, après
Buffon, la limite de notre vie, et que désormais il ne tient guère
qu'à nous de la prolonger jusqu'à près d'un siècle et demi. La
longévité humaine est donc loin d'avoir dit encore son dernier
mot. Cornaro n'atteignit pas cette limite extrême. Sa vie douce
et réglée s'éteignit lentement à 99 ans. Il conserva jusqu'à la
dernière heure la vivacité de son esprit et l'enjouement de son
caractère. A l'âge de 91 ans, dit-il, dans une lettre pleine de
sens adressée au patriarche d'Aquilée, j'écris huit heures par jour
sur l'architecture ou l'agriculture, et le reste du temps je l'emploie à me promener ou à chanter. Ailleurs il nous apprend
qu'à l'âge de 83 ans il avait composé une comédie pleine
d'une honnête gaieté. A ce propos il rappelle Sophocle don-
nant une tragédie à l'âge de 73 ans et, avec une vanité bien
pardonnable, se faisant un mérite de son âge plus avancé, prend
le pas sur l'illustre tragique grec. Le reste de son existence
tranquille s'écoula au sein de son aimable famille. Devenu cé-

lèbre par ses écrits sur la sobriété qui lui avaient fait de nombreux amis, accablé de témoignages d'estime, de lettres de remerciment de tous ceux qui avaient profité de ses conseils, il vivait, nous dit-il, honoré comme un dieu. Onze petits enfants, avec lesquels il aimait à chanter et à plaisanter, égayaient sa maison. La sérénité de son esprit (heureux caractère) devenait de plus en plus inaltérable. Il se faisait une loi de ne se fâcher de rien, et jouissait sans crainte et sans remords de ses derniers jours, satisfait d'être encore utile à ses semblables en propageant jusqu'à la fin ses écrits et ses exhortations salutaires.

Quelle est donc, après tout, la valeur de ces écrits sur la sobriété ? Notre siècle, à bon escient, positif et pratique, juge volontiers, sur le degré d'utilité, une œuvre réputée scientifique. Cornaro n'a aucune prétention semblable. On l'a vu, d'après l'analyse rapide que nous avons donnée de son régime, ce régime est tout personnel, et ne s'impose à personne. C'est, pour ainsi dire, une biographie de sa santé, avec conseil aux gens de l'imiter dans leur intérêt bien entendu. Beaucoup de médecins, de philosophes, de poëtes, avant lui, ont fait l'éloge de la sobriété ; mais, comme il s'en vante lui-même, aucun ne l'a fait à l'âge de 95 ans. Sans doute un régime qui rend un mourant à la santé, qui fait vivre ce mourant jusqu'à 100 ans sans infirmité, a un mérite incontestable. Le principe de la sobriété, si éloquemment défendu par l'exemple de Cornaro, s'accommode d'ailleurs parfaitement à l'expérience intime de chaque individu et peut se modifier à l'infini. Lui-même, nous en avons fait la remarque, n'est pas exclusif, comme on le croit trop aisément. On n'a pas de meilleur médecin que soi-même, dit-il, en répétant le mot d'un trop fameux empereur romain. A des raisonnements très-sensés il mêle des idées de son temps puisées dans les écrits des anciens et qui n'ont plus cours. Avec les astrologues du moyen âge il attribue aux conjonctions des astres une grande influence sur la naissance et la constitution de l'enfant. La vie résulte, à ses yeux, de l'harmonie des quatre éléments qui composent notre corps. On trouve encore chez lui la vieille théorie des tempéraments, froid, chaud, tempéré, diversement modifiés par les aliments de nature correspondante ; celle de la dissolution du corps par défaut de l'humide radical. La science fait aisément justice de ces idées préconçues, mais ne saurait refuser son approbation au principe même qui est la base de son livre.

Il faut d'ailleurs, pour le goûter avec fruit, le lire avec cette sorte de bonhomie aimable et naïve qui caractérise notre auteur. Son originalité propre réside dans cette candeur même qu'aurait tort de rebuter notre goût dédaigneux et notre esprit impatient de toute lenteur.

On peut sourire, je le sais, des apostrophes passionnées qu'il prodigue à cette divine sobriété, éternel sujet de sa reconnaissance et de son inspiration ; mais qu'on songe qu'il a composé ses divers écrits sur la sobriété entre 83 et 95 ans, et l'on ne s'étonnera pas des taches qui peuvent déparer une œuvre éminemment bienfaisante.

Si nous passons maintenant de l'écrivain à l'homme lui-même, nous avons en face de nous un des plus aimables caractères qui se puissent imaginer. D'un esprit violent et emporté, il avait cherché à se corriger en même temps qu'il inaugurait son nouveau régime. Il devint aussi doux et bienveillant qu'il était brusque et désagréable. Son humeur affable et ses instincts littéraires lui créèrent partout d'honorables amitiés.

Sa grande fortune lui permettait de se livrer à ses goûts pour les lettres et surtout pour les arts qu'il protégeait en amateur éclairé. Cette fortune compromise un moment, il sut, nous dit-il, la regagner par le desséchement et la mise en culture de vastes terrains jusque-là inondés et stériles. Mais si l'agriculture l'aidait à recouvrer une belle fortune, s'il conserva toujours le goût des jardins qu'il dessinait lui-même, l'architecture le passionnait davantage. Ami de l'éminent peintre, architecte et sculpteur véronais, Falconetto, il l'accompagnait dans ses voyages artistiques. En 1524 il éleva à Padoue, son séjour favori, un palais superbe dont la *Loggia* est encore admirée des étrangers. Falconetto lui en avait donné le plan et bientôt ne cessa pas de l'habiter. Il y mourut dans les bras de Cornaro, et tel fut le désespoir de ce dernier qu'il prépara pour les restes de son ami un tombeau où il voulut lui-même être enseveli. Nous ne citerons pas, la liste en serait trop longue, tous les personnages célèbres de son temps avec lesquels il se lia et entretint une active correspondance. Nommons seulement l'illustre Pierre Bembo, historien et poëte, avant de devenir cardinal ; le littérateur Sperone Speroni, dont la *Canace* passa pendant un certain temps pour le chef-d'œuvre du théâtre italien ; et enfin Ruzzante, un de ses amis les plus chers, auquel il fit partager la tombe où reposait déjà Falconetto. Lui-même quelques années plus tard alla rejoindre ces deux morts qu'il avait tant aimés.

Quelques instants avant de mourir (c'est un témoin oculaire, Graziani, qui nous raconte ce fait), il écrivit encore de sa main au cardinal Commendone une lettre de conseil et de consolation. Selon Graziani il expira doucement le 26 avril 1565 entre les bras de sa femme, qui presque aussi âgée que lui le suivit bientôt dans la tombe. Il laissait pour perpétuer son nom un ouvrage dont le succès passé doit garantir, on peut l'espérer, le succès futur.

1er mai 1860.

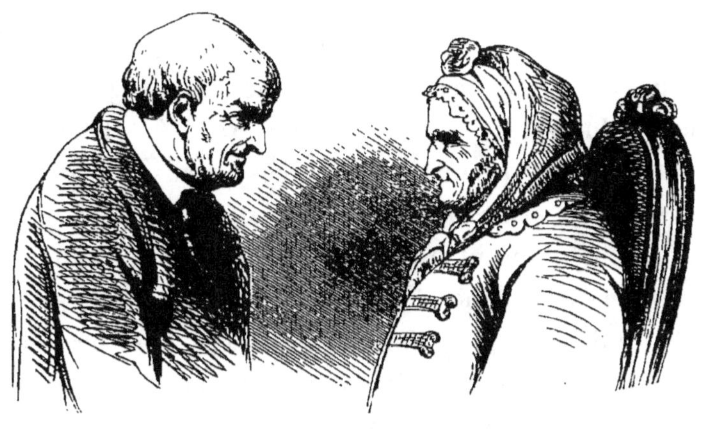

DE LA SOBRIÉTÉ

CONSEILS POUR VIVRE LONGTEMPS

I

TRAITÉ DE LA VIE SOBRE.

On sait que l'habitude devient avec le temps une seconde nature pour les hommes, et qu'elle les amène à user bien ou mal de la vie. Elle est si puissante qu'elle triomphe même de la raison, et la société d'un débauché suffit parfois à nous donner ses goûts. Il est vrai qu'on peut aussi se corriger de mauvaises habitudes. Je réfléchissais dernièrement à cette influence fatale de l'habitude et aux trois pratiques détestables qu'elle a introduites, depuis peu, dans notre chère Italie : d'abord l'esprit d'adulation et d'obséquiosité, puis les fâcheux progrès de la doctrine luthérienne, enfin l'amour exagéré de la bonne chère. J'en vins à considérer que ces odieux fléaux de la vie humaine abaissent la sincérité des rapports entre citoyens, dénaturent la religion et détruisent la santé. Je résolus en conséquence de démontrer tous les maux qu'entraîne ce dernier vice, afin de l'extirper, s'il est possible. Quant à l'hérésie luthérienne et à l'esprit d'adulation, je suis convaincu que bientôt quelque esprit élevé prendra à tâche de les attaquer et de les exterminer du monde. Aussi avant de mourir, j'espère voir ces fléaux de l'Italie terrassés, vaincus, et ma patrie revenue à ses belles et saintes mœurs d'autrefois.

Venant donc au sujet de mon discours, l'intempérance, je trouve déplorable qu'elle ait étouffé et anéanti l'habitude de la vie sobre. Ce vice naît, chacun le sait, de la gourmandise, comme la sobriété naît de la tempérance. Qui croirait alors que l'intempérance est honorée dans le monde, tandis que la sobriété est flétrie et entachée de lésinerie. Les plaisirs sensuels ont tellement séduit et enivré les hommes que, délaissant la voie de l'honneur, ils s'engagent dans une route fatale et tombent, devenus vieux, en d'étranges et mortelles infirmités. Ils n'ont pas encore atteint 40 ans qu'ils sont déjà décrépits, tandis que naguère la sobriété les maintenait bien portants jusque dans l'âge de 80 ans.

O malheureuse Italie ! tu ne t'aperçois pas que l'intempérance tue chaque année plus de tes enfants qu'il n'en

périrait au temps des plus terribles pestes, ni par le feu ou
par le fer dans maints combats. Que dis-je? ne sont-ce pas
des combats, ces festins de chaque jour, festins si mons-
trueux que les tables ne se peuvent assez élargir pour
recevoir les pyramides de mets entassés? Et qui pourrait
résister à de pareils excès ! Songez-y, je vous en conjure
au nom de Dieu, car j'en suis certain, c'est un vice abo-
minable dont la majesté de ce Dieu s'indigne plus que de
tout autre. Que l'Italie chasse ce nouveau fléau, comme
elle a chassé naguère ce mal qui faisait tant de ravages
et qui maintenant est si clément, grâce aux précautions
qu'on prend contre lui. Eh bien ! contre cette funeste
intempérance, il existe aussi un remède, d'un usage
très-facile, si les hommes se conforment aux lois de la
simple nature. C'est elle en effet qui nous enseigne à vivre
contents de peu, en observant la mesure prescrite par
la sainte tempérance et par la divine raison, à ne manger
que ce qui est nécessaire pour subsister, puisque le surplus
ne profite qu'à la maladie et à la mort, et que si cette su-
perfluité est une jouissance momentanée pour le goût,
bientôt elle occasionne au corps de longues souffrances,
un dommage irréparable, et finit par le tuer avec l'âme.
Combien de mes compagnons n'ai-je pas vus mourir de ce
mal dans leur verte jeunesse ! Ils étaient doués de la plus
belle intelligence et d'un caractère élevé ; leur vie aurait
été l'ornement du monde, la jouissance, le bonheur de
mes vieux jours ; la mort les a ravis et ils ne m'ont laissé
que de profonds regrets !

Je veux que ce fléau épargne l'avenir de notre patrie, je veux que ce petit écrit signale les fatals excès de l'intempérance, et la remplace dans le cœur de ses partisans par la sobriété jadis si florissante. Tel est mon projet, et je l'exécute d'autant plus volontiers que je cède à la prière de nombreux jeunes gens. Ils connaissent tous les dangers de l'intempérance, car ils ont vu leurs pères en mourir jeunes encore et ils me voient, moi vieillard de 84 ans, bien portant et gaillard. D'ailleurs la nature ne nous défend pas de prolonger notre vie autant que possible, et la vieillesse est certainement l'âge où la sagesse s'exerce avec le plus d'avantage et où l'on jouit plus facilement des fruits des autres vertus. Ces jeunes gens donc désireux, eux aussi, de vieillir, me demandèrent de leur enseigner la méthode que j'ai suivie pour parvenir à cet âge avancé. Et moi, les voyant pleins d'un désir si honnête, pour aider à leur conversion et à celle de tous mes lecteurs, je vais indiquer les causes qui m'engagèrent à bannir mes goûts intempérants, à adopter la vie sobre. Je raconterai dans ses détails la méthode qui m'a servi dans cette réforme, et je dirai le bien opéré en moi par cette sage pratique. Je terminerai en signalant les avantages que procure la sobriété.

Mon renoncement à la vie de désordre que je menais vint des infirmités qui n'avaient cessé de m'assiéger et de faire en moi des progrès trop évidents. Les plaisirs de la table, joints à ma faible complexion et à mon estomac froid et humide, m'avaient rendu sujet à différents maux, tels que douleurs d'estomac et de côté, accès de goutte et pis encore, avec une fièvre presque continue. Je souffrais surtout de l'estomac, et j'étais tourmenté d'une soif inextinguible. Je n'avais donc d'espoir que dans la mort pour m'affranchir de mes tortures corporelles et des ennuis qui dévoraient ma triste vie, d'ailleurs aussi éloignée de son terme naturel qu'elle en était rapprochée par mes déréglements. C'est vers l'âge de 35 à 40 ans que je me trouvai réduit à cette extrémité fâcheuse. Les médecins avaient essayé inutilement toute espèce de remèdes, ils me déclarèrent franchement qu'ils n'en avaient plus qu'un à me proposer : c'était le changement complet de régime, c'était la sobriété. Elle a autant d'efficacité pour le bien que la vie de désordre en a pour le mal, et vous ne connaissez que trop, dirent-ils, l'influence pernicieuse de l'intempérance ; mais quoiqu'elle vous ait mis en grave péril, l'action bienfaisante d'une vie régulière peut encore vous sauver.

L'expérience a prouvé toute sa puissante énergie même sur des individus de faible complexion et d'un âge avancé, elle a prouvé aussi que la vie déréglée attaque la santé des hommes doués d'un tempérament robuste, jeunes et forts, et peut avoir pour eux les plus tristes conséquences. N'est-il pas naturel en effet que de différents régimes résultent des effets tout différents? L'art est là d'ailleurs pour corriger les vices et les défauts naturels, et l'on voit dans l'agriculture jusqu'où va son heureuse influence. Enfin, dirent-ils en terminant, si vous ne pratiquez pas immédiatement le remède indiqué, dans quelques mois il sera sans vertu, et la mort ne tardera guère à rompre le fil d'une vie ruinée. Ces raisonnements si naturels et si pressants me convainquirent aussitôt. L'idée de mourir si jeune me déplaisait singulièrement, d'un autre côté je ne pouvais plus supporter l'excès de mes souffrances. Je saisis donc avidement l'espoir qu'on m'offrait, et je résolus pour échapper à la mort et à des maux cuisants d'adopter une vie régulière.

Je n'avais qu'à suivre la méthode tracée par les médecins, c'est-à-dire ne manger et ne boire que des mets et du vin de malade, et cela en petite quantité. Ce régime du reste n'était pas nouveau pour moi; naguère on me l'avait prescrit, mais à cette époque je voulais vivre à ma guise et je me laissais entraîner à prendre d'autres aliments que ceux qui m'étaient ordonnés ; de même pour le vin : quoique brûlé par une chaleur d'estomac, je ne laissais pas que de boire copieusement d'autres vins plus agréables à mon palais. Semblable d'ailleurs à la plupart des malades, je cachais aux médecins mes infractions continuelles. Une fois décidé à obéir aux lois de la tempérance et de la raison, je me conformai avec la plus scrupuleuse exactitude à une règle dont l'exécution me paraissait obligatoire pour tous les hommes. Je reconnus avec plaisir qu'elle était d'une observation facile, et je fus récompensé rapidement de ma fidélité. En peu de jours j'éprouvai un grand soulagement, et, en

moins d'un an (chose incroyable), je fus guéri de toute
infirmité. Alors réfléchissant à l'extraordinaire puissance de la sobriété, je me dis que si elle avait triomphé
de tous les maux auxquels je succombais, elle aurait à
plus forte raison la vertu de me conserver la santé, de
raffermir mon faible tempérament et mon débile estomac.
J'étudiai donc d'abord la nature des aliments qui lui
convenaient, et j'essayai en premier lieu l'effet de ceux
dont le goût m'était agréable. Je voulais vérifier un proverbe que j'avais cru vrai autrefois, qui passe univer-
sellement pour bien fondé, et qui sert de règle aux gour-
mands : Ce qu'on trouve bon est nourrissant et profitable. L'épreuve me démontra la fausseté du proverbe.
Ainsi j'aimais par-dessus tout le vin âpre et très-froid,
les melons et autres fruits, la salade crue, les poissons,
la chair de porc, les tourtes, les potages aux légumes,
les pâtisseries et autres mets semblables, et pourtant tous
ces aliments m'étaient nuisibles. Fort de mon expérience,
je renonçai à tous les mets, à tous les vins de cette espèce ; je cessai de boire froid et je choisis le vin convenable à mon estomac, n'en buvant d'ailleurs qu'une quantité aisée à digérer. Même règle pour la qualité et la
quantité des mets. En outre j'avais soin de ne jamais satisfaire mon estomac jusqu'à la satiété, et je sortais de table encore capable de manger et de boire. En cela je me
conformais au dicton : Qui ménage son estomac ménage
sa santé. Grâce à ces heureuses combinaisons, je fus
en moins d'un an, je le répète, absolument affranchi de

tous les maux qui m'auraient un jour ou l'autre infail-
liblement accablé.

Un autre résultat excellent de mon nouveau régime
doit être mentionné. Naguère, au temps de ma vie sensuelle, il ne s'écoulait pas une année où je ne fusse
atteint de quelque fièvre pernicieuse dont plus d'une
fois je faillis mourir. Avec mon changement de régime
cette fièvre disparut pour ne plus revenir et, depuis
cette époque, j'ai joui d'une santé parfaite. J'attribue ce
résultat favorable aux vertus infinies de mon régime ; et,
de fait, ne prenant jamais que des aliments et du vin
conformes à la nature de mon tempérament, sans dépasser la mesure convenable, ces aliments, après avoir aban-
donné à mon corps leurs éléments utiles, en sortent sans
y laisser le germe d'aucune humeur pernicieuse. Les deux
règles si importantes de la quantité et de la qualité des
aliments ne sont pas d'ailleurs les seules que j'observe.
Je mets encore mes soins à éviter le froid, le chaud, une
chaleur excessive, à ne pas retarder l'heure habituelle
de mon sommeil, à me garder des plaisirs immodérés, à
ne pas séjourner en mauvais air, à ne pas m'exposer au
vent ni au soleil. Un peu d'attention suffit pour se soustraire à ces causes diverses d'accidents qui peuvent
avoir beaucoup de gravité. Mais sur l'homme raisonnable
l'amour de la vie et de la santé a trop d'empire pour qu'il
sacrifie ces deux biens à la satisfaction de quelque caprice
nuisible. Il est des affections morales, la tristesse, la
haine et autres sentiments qui paraissent avoir la plus

grande influence sur le corps et dont il est plus difficile de se défendre.

J'ai tâché autant que possible de me garantir de ces émotions pénibles. Si je n'ai pu toujours réussir à triompher de ces troubles de l'âme, l'expérience m'a convaincu que ces perturbations n'ont pas en réalité une grande influence et ne sauraient causer un grave préjudice aux individus qui sont soumis aux deux règles de tempérance que nous signalions tout à l'heure.

Ainsi il est bien entendu que l'obéissance à ces règles essentielles ôte leur gravité aux accidents qui peuvent résulter d'autres infractions. Galien (1), ce médecin illustre, a rendu avant moi le même témoignage.

Il affirme que, sachant se préserver des excès de la gourmandise, il ne redoutait pas les conséquences d'autres irrégularités et que s'il souffrit jamais des suites de quelque désordre, ce fut un jour ou deux seulement.

Cette observation est parfaitement juste et j'en puis, par une longue expérience, attester la vérité. Que de fois j'ai enduré le froid, la chaleur, et maints autres inconvénients ; que de pertes ou d'accidents douloureux m'ont affligé sans parvenir à m'abattre ! J'en prendrai à témoin mes amis et mes connaissances. Ils diront que j'ai

(1) Que les mœurs de l'âme sont la conséquence des tempéraments du corps (*Œuvres physiologiques et médicales* de Galien, trad. par Ch. Daremberg, Paris, 1854, t. 1er, p. 47 et suiv.)

peu souffert de ces émotions auxquelles n'ont pas résisté des personnes dont la vie n'était ni sobre ni réglée. J'en citerai un exemple bien triste pour moi, celui d'un de mes frères et de plusieurs de mes parents qui vivaient dans le désordre. Ces infortunés, qui avaient pour moi une grande tendresse, furent accablés de chagrin en voyant des personnages considérables m'intenter des procès extrêmement graves.

Pleins de l'idée que je les perdrais, ils furent envahis par un flot de bile toujours abondante chez les individus intempérants, et cette humeur s'altéra à tel point et s'accrut de telle façon qu'elle les emporta prématurément. Pour moi je n'éprouvai aucun mal, il n'y avait pas chez moi excès de cette humeur et, de plus, mon heureux caractère cherchait à prendre le dessus. Je me persuadais que c'était pour faire éclater mon énergie, que Dieu avait permis qu'on m'intentât ces procès et que j'en sortirais avec honneur et profit. Mon espérance courageuse se réalisa, puisque enfin je remportai une victoire à la fois glorieuse et fructueuse. Je ressentis de ce triomphe un plaisir infini dont la vivacité pourtant n'eut pas le pouvoir de me nuire. Concluez donc de là que ni tristesse ni autre affection pénible n'incommoderont des individus soumis à une vie régulière et sobre.

Je dirai plus : c'est que les maladies elles-mêmes ont peu de prise sur de tels individus et ne leur causeront que de médiocres souffrances. Cette observation est fondée, j'en fis l'expérience à l'âge de 70 ans. J'étais dans ma

voiture qui marchait rapidement quand elle versa tout
à coup, et fut traînée par les chevaux qu'on ne put arrêter de longtemps. J'éprouvai un choc tel et des secousses
si fortes, que j'eus la tête et le corps couverts de meur-
trissures, et de plus une jambe et un bras démis.

Ramené chez moi, on envoya chercher les médecins.
Eux venus, me voyant si contusionné, en si piteux état et
dans un âge si avancé, conclurent que de cet accident
je mourrais au bout de trois jours. Ils me conseillèrent
pourtant deux remèdes, saignée et purgatif, ce dernier
pour prévenir en moi l'altération des humeurs, qui, pen-
saient-ils, allaient d'un moment à l'autre s'exaspérer
et me causer une fièvre violente. Pour moi, convaincu
que la vie régulière à laquelle j'étais soumis depuis tant
d'années, avait si bien lié, équilibré et distribué mes
humeurs que ma chute ne pouvait les exciter, comme on
le craignait, je ne voulus ni saignée ni médecine, seulement je me fis remettre la jambe et le bras, et frotter de
certaines huiles bonnes pour mes contusions, selon les médecins. Ainsi donc dédaignant tout autre remède, je
guéris, comme je l'avais supposé, sans avoir éprouvé aucun mal ni aucune altération d'humeur, ce qui parut
merveilleux aux médecins. Il faut conclure de là que mener une vie régulière et se préserver des excès de table
est le meilleur moyen pour ne pas souffrir des autres
excès et accidents fortuits. Mais j'affirme avec autorité,
surtout après l'expérience que j'ai faite récemment, que
les excès de table sont mortels.

16.

Voilà déjà quatre ans que j'en eus la preuve indubitable. A cette époque, cédant aux conseils des médecins, aux exhortations de mes amis et de mes parents, je commis en ce genre un excès dont les suites furent désastreuses pour moi, comme on le vit plus tard. Il consistait à accroître la quantité de nourriture que je prenais journellement. Cet accroissement, d'ailleurs bien modique, me réduisit à un état de maladie très-grave. Mais comme le récit de cet accident a son utilité, je le donne ici volontiers dans l'intérêt du lecteur.

Pleins de tendresse pour moi, mes plus chers parents et amis, voyant que je mangeais très-peu, s'unirent aux médecins pour me représenter vivement que ma nourriture habituelle ne suffisait pas à me sustenter dans un âge aussi avancé où j'avais besoin désormais non-seulement de conserver, mais encore d'accroître ma vigueur. Or, cette vigueur ne pouvant venir que de la nourriture, je devais de toute nécessité manger un peu plus copieusement. J'objectais à ces raisons que la nature se contente de peu, que ce peu m'avait suffi de longues années à me soutenir, que cette habitude s'était invétérée chez moi et que loin d'accroître la quantité de mes aliments, je devais bien plutôt la diminuer, puisque, avec le déclin de mes forces, s'affaiblissait chaque jour la puissance de mon estomac. A l'appui de ma réplique je citais ces deux proverbes si vrais; l'un, « Qui veut manger beaucoup doit manger peu, » ce qui signifie que manger peu permet de manger longtemps, et qu'en mangeant longtemps on arrive à manger beaucoup. Et le second : « La nourriture qu'on s'abstient de prendre quand on a bien mangé profite plus que celle qu'on a déjà prise. » Mais toutes mes raisons échouaient contre leur insistance, et leurs remontrances même n'en devenaient que plus vives. Enfin pour ne pas me donner des airs d'obstination déplacée, et pour ne point affecter d'en savoir plus que les médecins, je consentis à accroître, mais de 2 onces seulement, la quantité de mes aliments. Ainsi de 12 onces d'aliments solides tels que pain, jaune d'œuf, viande et potage, j'allai jusqu'à 14 onces, et de 14 onces de vin que je buvais d'abord, je passai à 16 onces. En 10 jours cette modification si simple de régime me causa une perturbation générale. D'enjoué que j'étais, je devins mélancolique et bilieux, dégoûté de tout, enclin à de singuliers caprices, embarrassé de ma personne. Dix jours après, je fus pris d'une très-vive douleur qui me dura 22 jours et fut suivie d'une fièvre terrible qui persista 35 jours et 35 nuits sans relâche. Il est vrai qu'après la première quinzaine elle diminua graduellement. Néanmoins pendant tout ce temps, je ne pus dormir un quart d'heure et tout le monde me jugea perdu.

J'en réchappai pourtant, grâce à Dieu et grâce à la vertu de mon régime, et cela à l'âge de 78 ans, au cœur de la plus froide saison d'une année qui fut si froide, et le corps amaigri et desséché. Rien ne me sauva de la mort, j'en suis convaincu, que le régime par moi suivi rigoureusement pendant tant d'années où, exempt de toute maladie, j'éprouvai au plus quelque légère indisposition de un jour ou deux. La règle stricte à laquelle j'obéissais depuis si longtemps n'avait pas laissé s'engendrer en moi des humeurs superflues et malignes, ou n'avait pas permis à ces humeurs de contracter l'âcreté qu'elles ont chez les vieillards dont la vie est irrégulière. Aussi comme il n'existait dans mes humeurs que l'âcreté récente qu'y avait introduite mon désordre momentané, le mal, bien que très-grave, ne fut pas assez violent pour m'enlever.

Telle fut l'unique cause de mon salut. Cet accident prouve et la vertu de la règle et l'influence fâcheuse du déréglement, car si un régime sobre m'avait conservé tant d'années une santé inaltérable, il suffit d'une infraction de quelques jours pour m'occasionner une terrible maladie.

Je remarquerai à ce sujet que si le monde se conserve par l'ordre, et si notre vie n'est autre chose, relativement au corps, que l'harmonie et l'ordre de quatre éléments, notre vie doit se maintenir et se conserver par ce même ordre, et au contraire s'altérer et se dissoudre par l'action inverse de la maladie et de la mort. L'ordre n'a-t-il pas en effet une puissance admirable ? C'est l'ordre qui enseigne la discipline, c'est l'ordre qui donne la victoire à une armée, c'est l'ordre enfin qui maintient la stabilité des cités, des familles et des États. Je conclus de là que la régularité est, sans conteste, le meilleur et le plus sûr fondement d'une vie longue et saine. On peut donc affirmer que la seule et véritable médecine, c'est une vie régulière. Aussi le médecin allant visiter un malade, l'engage-t-il, avant toute chose, à vivre régulièrement, et quand il prend congé de son malade guéri, il lui conseille encore, s'il veut conserver la santé, de continuer cette vie réglée dont l'influence lui a été si favorable.

Et il n'est pas douteux que si ce dernier suivait cet avis, il ne retomberait plus malade, puisque avec la sobriété toutes les causes du mal disparaissent. Il n'aurait donc plus besoin ni de médecins ni de médecine. Que dis-je? il deviendrait à lui-même le meilleur des médecins. Car en réalité l'homme ne saurait être médecin parfait que de lui seul. Et pourquoi cela ? C'est que chacun peut, au moyen de diverses expériences, connaître à fond son tempérament, ses dispositions les plus cachées et savoir quel vin et quels aliments conviennent à son estomac. De telles particularités, ne se peuvent véritablement distinguer chez autrui, puisqu'on a tant de peine à les discerner en soi et pour soi-même. Il faut beaucoup de temps pour ces observations intimes, il en faut pour les diverses expériences, expériences indispensables, puisque chez les hommes il y a encore plus de variété dans les tempéraments et les estomacs que dans les physionomies. Qui croirait que le vin vieux d'un an nuit à mon estomac, tandis que le nouveau lui est favorable, que le poivre, réputé espèce chaude, ne le réchauffe et ne le ranime pas autant que le cinnamome.

Quel médecin aurait découvert en moi ces deux dispositions cachées, puisqu'une longue observation m'a été nécessaire à moi-même pour les remarquer et les vérifier. L'homme ne pouvant donc avoir de meilleur médecin que soi-même, ni de meilleure médecine qu'une vie régulière, doit s'attacher à cette vie avec ardeur. Je ne nie pas néanmoins que pour guérir les maladies auxquelles sont souvent exposés ceux dont la vie est irrégulière, on n'ait besoin d'un médecin et que ce médecin ne doive nous être cher.

Si tu éprouves un grand soulagement de la présence d'un ami qui vient simplement te visiter dans ta maladie, sans t'apporter d'autre secours que des plaintes sur tes souffrances et des paroles d'espoir de guérison, combien plus cher doit être le médecin qui vient te soulager effectivement et te rendre la santé. Mais pour la conserver, cette santé, le mieux, à mon avis, est d'embrasser la vie réglée, cette médecine naturelle, si bien appropriée à notre tempérament, dont les savants font l'éloge et que recherchent une foule de gens, sous un autre nom, il est vrai. Qu'est-ce en effet que l'or potable ou l'élixir de vie, chimère après laquelle courent de trop curieux investigateurs des choses occultes, qu'est-ce, sinon la vie réglée?

L'objet de leur désir ardent, n'est-ce pas elle qui le procure, puisqu'elle affermit la santé de l'homme doué même d'une faible complexion, et le conduit bien portant jusqu'à cent ans et plus?

Il meurt, passé ce terme, non point de maladie ni d'une altération d'humeur, mais par suite de la résolution de son humide radical arrivé à sa fin. Peut-on espérer un plus beau résultat de l'or potable et de l'élixir, ces merveilles dont on cherche le secret bien plutôt encore qu'on ne l'a expérimenté? Mais disons la vérité : les hommes, pour la plupart très-sensuels et très-intempérants, voudraient satisfaire tous leurs appétits, tous leurs caprices insensés. Afin de se livrer sans danger à leurs fantaisies, ils désirent un remède qui triomphe aisément des maux suscités par leur vie de désordre. Pour découvrir ce remède vainqueur, ils se mettent l'esprit à la torture, passent par l'alambic l'or et mainte autre substance, sans s'apercevoir, les malheureux, qu'ils se creusent vainement la cervelle et que le remède surnaturel qu'ils s'ingénient à trouver ne produira jamais l'effet souhaité. Quant au remède naturel qu'ils ont sous la main, ils n'en comprennent pas le mérite, ou, s'ils le comprennent, comme il ne flatte pas leur sensualité, ils le rejettent avec dédain. Aussi voyant qu'ils ne peuvent échapper aux suites fâcheuses de leurs désordres, ils prétendent pour s'excuser qu'il vaut mieux vivre dix ans de moins, et se contenter. Ils ne songent pas de quelle importance il est pour l'homme de vivre dix ans de plus quand il est bien portant et dans l'âge de la maturité où l'on apprécie à leur juste valeur les qualités, les connaissances et les talents de ses semblables. Or le talent n'atteint sa perfection qu'à cet âge. Laissons de côté toute autre matière et ne parlons que des lettres et des sciences.

N'est-il pas vrai que la plupart des beaux ouvrages que

nous possédons en ce genre, ont été composés par leurs
auteurs à cet âge et dans les dix ans dédaignés de ceux qui
préfèrent la satisfaction de leurs appétits. Pour moi, loin de
les imiter, j'ai voulu vivre ces dix ans qui ne seront pas
perdus pour mes semblables puisque dans cet intervalle
j'ai pu composer ces Traités qui seront utiles, je l'espère.

Les hommes sensuels prétendent de plus que la vie régulière est irréalisable. Cette objection est sans valeur.
Galien, ce grand médecin, ne l'a-t-il pas pratiquée et prô-
née comme la meilleure médecine ? Que de grands hommes
de l'antiquité l'ont embrassée avec ardeur, Socrate, Platon
Cicéron et tant d'autres que, pour n'ennuyer personne, je
ne citerai pas ! Et de notre temps n'avons-nous pas vu
l'illustre pape Paul Farnèse, et le cardinal Bembo la
pratiquer avec un zèle qui a été récompensé par la durée
de leur existence ?

Nos deux doges Lando et Donato, beaucoup d'autres
personnages, de moins haute condition, habitant la ville
ou la campagne, l'ont aussi adoptée avec succès. Car en
tout lieu on rencontre des gens qui se félicitent de la suivre. Que prouve cette généralité ? c'est qu'il n'est personne qui ne puisse mener une vie régulière. Est-il bien
difficile de s'y adonner ? non ; très-aisé. Il suffit de com-
mencer, au dire de Cicéron et de tous les partisans de
l'ordre. Platon, qui lui-même vécut régulièrement, prétend à ce sujet qu'une telle existence est impossible au
citoyen d'une république obligé de souffrir le chaud, le
froid et des désagréments de toute sorte.

Je réponds à cela : Ce ne sont pas des désordres assez graves pour troubler la santé ou causer la mort de l'homme exempt d'ailleurs des excès dont un citoyen peut parfaitement se garantir.

Il est même nécessaire qu'il s'en garantisse, car de cette façon il sera certain ou de ne pas éprouver les maux résultant des désordres auxquels il serait entraîné, ou s'il les éprouve, de s'en affranchir plus vite et plus facilement.

Ici on peut faire et on fait parfois une objection : Celui qui mène une vie réglée, dit-on, ayant toujours, en état de santé, usé d'aliments de malade, se trouve dépourvu de ressources contre la maladie. A cela je réponds d'abord :

La nature, qui tient à conserver l'homme vivant le plus longtemps possible, nous enseigne comment nous devons nous gouverner dans les maladies, puisqu'elle commence par nous enlever l'appétit, afin que nous mangions très-peu. Aussi le malade, qu'il ait mené jusqu'alors une vie réglée ou déréglée, ne doit manger que des aliments convenables à son état de maladie, et encore doit-il en manger moins qu'il ne faisait, car d'en manger autant, il mourrait, et d'en manger plus, il mourrait encore plus vite. En effet si la nature est déjà accablée par le mal, elle succomberait rapidement sous une quantité d'aliments trop forte pour sa faiblesse actuelle. Cette diminution d'aliments est donc indiquée par la situation, et suffit bien, selon moi, à soutenir le malade.

Voilà donc la première réponse ; il en est une autre

meilleure encore : l'homme qui mène une vie régulière ne saurait tomber malade, et même ce n'est que rarement et momentanément qu'il se trouve indisposé, car une vie régulière prévient toutes les causes du mal et par cela même le mal qui est l'effet.

Si donc il est constant que la vie réglée est si utile et si puissante, si belle et si sainte, chacun doit l'embrasser et la pratiquer avec d'autant plus d'empressement qu'elle ne contrarie la manière de vivre de personne : en effet personne ne s'oblige, en l'adoptant, à manger aussi peu que moi, à se priver des fruits, poissons et autres mets dont je ne fais pas usage. Si je mange peu, c'est que ce peu suffit à mon petit et faible estomac, et comme les fruits, poissons et autres aliments de cette nature me sont nuisibles, je m'en abstiens.

Au contraire, ceux qui s'en trouvent bien, peuvent ou plutôt doivent en manger, car ces aliments ne leur sont pas défendus. Ce qui est interdit à eux et à tout autre, c'est de manger de tous aliments qui leur conviennent en telle quantité que leur estomac ne les puisse aisément digérer. Même règle pour la boisson, mais si rien n'incommode, évidemment on n'est soumis qu'à la règle de la quantité. Et qu'on ne vienne pas me dire qu'il se trouve des gens qui, malgré la vie la plus déréglée, atteignent, sains et robustes, les dernières limites de la vie auxquelles parviennent les individus les plus sobres.

Cette raison fondée sur une circonstance incertaine, chanceuse, excessivement rare, et d'une réalisation plutôt

miraculeuse que naturelle, ne doit pas nous induire au
déréglement, car si la nature se montre trop libérale pour
ces individus, bien peu doivent espérer la même faveur.
Mais dédaigner ces observations et se fier à sa jeunesse, à
un vigoureux tempérament, à un excellent estomac,
c'est courir de grands risques et s'exposer chaque jour à la
maladie et à la mort. Aussi je prétends que, bien que doué
d'une faible complexion, un individu, s'il mène une vie
réglée et sobre, est plus sûr d'arriver à la vieillesse qu'un
jeune homme parfaitement constitué, qui vit dans le désordre.

Il n'est pas douteux cependant qu'avec une bonne constitution, un individu qui obéit à la règle, se conservera
plus d'années qu'un autre mal doué sous ce rapport.

Dieu et la nature s'unissent parfois pour donner à un
homme une constitution si parfaite qu'il peut, sans s'astreindre à une règle rigoureuse de conduite, vivre de
longues années bien portant et mourir très-âgé.

Tels on vit mourir à Venise, le procurateur Contarini,
et à Padoue, le chevalier Antonio di Vacca; mais sur cent
mille hommes, on n'en trouve pas un ainsi favorisé. Et
comme tous les autres veulent vivre bien portants pendant de longues années et mourir sans infirmités ni malaise, et par simple résolution de l'humide radical, ils
sont tenus de vivre régulièrement. A cette condition, ils
jouiront des fruits sans nombre de cette vie heureuse.
Grâce à elle, les humeurs du corps, purgées et bénignes
ne laissent pas monter à la tête les fumées de l'es-

tomac, de sorte que le cerveau demeure toujours libre et dégagé. Alors des basses et mesquines considérations de ce monde, l'homme s'élève avec plaisir aux belles et sublimes contemplations des choses divines. Puis ses yeux redescendent sur la nature et il voit en elle la fille de Dieu.

Alors il discerne nettement la grossièreté du vice où tombe celui qui ne sait pas réprimer les passions humaines, ni les trois désirs, qui tous trois semblent nés avec nous pour éterniser nos tourments et nos inquiétudes. Ces trois désirs qui ont pour objet la concupiscence, les honneurs et la fortune, grandissent ordinairement chez les vieillards dont la vie n'est pas réglée, parce qu'en traversant l'âge viril, ils n'ont rejeté, comme ils le devaient, ni la sensualité triviale, ni les appétits infimes pour embrasser la tempérance et la raison. Au contraire l'homme de vie régulière, arrivé à l'âge viril, pratique avec zèle ces vertus. Convaincu que les passions et les désirs grossiers sont contraires à la raison dont il vient de se déclarer l'esclave, il s'en affranchit, et rejetant de même les autres vices, il s'adonne tout entier aux vertus et aux bonnes actions. Aussi quand, par son âge avancé, il se voit proche de sa fin, sachant que depuis longtemps, par un bienfait singulier de Dieu, il a déserté le vice et a vécu en honnête homme, il ne s'effraie ni ne s'attriste de la mort qui vient à lui. En effet il n'ignore pas qu'il doit mourir, surtout lorsque, chargé d'honneurs et rassasié de jours, il se voit parvenu à cet âge où, des milliers d'individus qui naissent et vivent autrement que lui, à peine un seul arrive. Il s'attriste d'autant moins que cette mort ne s'abat pas sur lui impétueusement, à l'improviste, avec un amer et pénible cortége d'altérations d'humeurs, de souffrances et de fièvre, mais s'insinue avec une placidité et une bénignité suprême, parce qu'en lui une telle fin n'est causée que par le manque d'humide radical lequel, comme l'huile d'une lampe, va peu à peu se consumant. Aussi passe-t-il doucement, sans douleur, de cette vie terrestre et mortelle à la vie éternelle.

O vie réglée, vie sainte et véritablement heureuse, ton nom si beau ne devrait-il pas suffire aux hommes pour te connaître. N'est-il pas aussi agréable de prononcer ces mots magiques de vie réglée et de sobriété qu'il est pénible de dire vie de désordre et de débauche, ou plutôt entre ces termes n'y a-t-il pas la différence qui existe entre les mots ange et démon ?

Jusqu'ici j'ai exposé les causes pour lesquelles, m'affranchissant de l'intempérance, je m'adonnai entièrement à la vie sobre, le système que j'adoptai pour atteindre ce but, le résultat que j'obtins et finalement les avantages qu'elle apporte à ceux qui l'embrassent. Maintenant comme certains individus sensuels et dénués de raison prétendent qu'on n'a pas intérêt à vivre longtemps et que, passé l'âge de 65 ans, on ne doit plus dire de la vie qu'elle est vivante, mais morte, je veux raconter quelles sont présentement mes distractions, et quel attrait je trouve encore à la vie. Tous ceux qui me connaissent peuvent rendre témoignage pour

moi et attester que je mène la vie la plus heureuse du
monde. Ils admirent en effet ma santé florissante, ils me
voient monter à cheval seul et sans aide, gravir non pas seulement les marches d'un escalier, mais toute une colline
à pied et lestement. Ils voient encore comme je suis allègre,
content, exempt des troubles de l'âme et de toute pensée
pénible, car mon âme est tout entière aux sentiments de
joie et de paix qui jamais ne l'abandonnent. De plus ils
savent comment je passe mon temps sans dégoût, parce
que je trouve à en occuper toutes les heures avec plaisir.
Ainsi, j'ai souvent occasion de causer avec nombre de gens
distingués par l'esprit, les mœurs, le goût des lettres, ou
par un talent supérieur. Si leur conversation me manque,
je lis quelque bel ouvrage. Ai-je lu suffisamment, j'écris,
et en cela comme en toute chose, je cherche, dans la mesure de mes forces, l'utilité d'autrui. Et toutes ces distractions, je m'y abandonne à loisir, à ma convenance, au sein
de la plus riante des habitations. Située dans le plus
beau quartier de la noble et docte cité de Padoue, son élé-
gance mérite véritablement tous les éloges. C'est une de
ces maisons, comme on n'en fait plus à notre époque ;
elle est distribuée si commodément qu'une partie des
bâtiments me défend de la grande chaleur, tandis que
l'autre me protége contre le grand froid. Moi-même j'ai
donné, d'après les règles de l'architecture, le plan de
cette demeure. J'ai aussi la jouissance de jardins délicieux bordés d'eaux courantes et où je trouve toujours
quelques occupations agréables. J'ai encore d'autres

distractions. Dans les mois d'avril, de mai, de septembre et d'octobre, je vais passer quelques jours dans un de mes domaines situés sur une colline dont l'admirable position domine les monts Euganéens. J'y trouve des fontaines, des jardins et surtout une habitation commode et charmante ; parfois encore je prends le plaisir d'une chasse facile, agréable et appropriée à mon âge. Je vais aussi me promener dans mon village : il est sillonné de belles rues aboutissant toutes à une jolie place au centre de laquelle s'élève l'église très-honorée par le pays, et un large bras de la Brenta le traverse. Sur les deux rives s'étendent de vastes plaines couvertes de champs fertiles, bien cultivés et dont la population, grâce à Dieu, est très-nombreuse : jadis c'était un endroit désert, marécageux, insalubre, propre à servir de retraite à des couleuvres plutôt que d'habitation à des hommes. Mais quand j'eus desséché les eaux, l'air se purifia, on accourut de tous les environs, la population commença à se multiplier, et le pays devint bientôt florissant comme on le voit aujourd'hui.

Je puis donc dire avec vérité que dans cet heureux pays j'ai donné à Dieu autels, temple et âmes pour l'adorer. La prospérité de ce village me donne infiniment de satisfaction et j'y retourne souvent pour la voir et en jouir. Dans le même temps je vais encore chaque année visiter quelques cités circonvoisines. La société de mes amis nombreux m'y attire, je prends plaisir à leur conversation et, grâce à eux, je lie connaissance avec maints hommes distingués, architectes, peintres, sculpteurs, musiciens ou agronomes, car notre siècle assurément est fécond en talents remarquables. Je revois leurs œuvres anciennes, j'admire leurs productions nouvelles, et je ne perds pas une occasion d'acquérir quelque notion utile ou agréable. Je visite les palais, les jardins, les antiquités, les places, les églises, les citadelles sans rien omettre d'où l'on puisse tirer plaisir ou instruction.

Une de mes plus vives jouissances, c'est, dans le cours de mes voyages, de contempler la beauté des sites et des pays que je traverse, plaines ou montagnes voisines de fleuves ou de sources et ornées de charmantes habitations et de délicieux jardins. Et je goûte ces distractions et ces plaisirs sans rien perdre de leur douceur ou de leur charme par suite d'un affaiblissement de la vue, de l'ouïe ou de quelque autre sens. Tous mes sens, Dieu merci, sont excellents, et spécialement le goût. Je trouve en effet plus de saveur aujourd'hui aux simples aliments, qui en tout lieu sont ma nourriture, que je n'en trouvais jadis, à l'époque de mes dérèglements, aux mets les plus délicats. Le changement de lit ne me cause aucun malaise, partout je dors du sommeil le plus doux et le plus paisible, sans éprouver la moindre agitation, aussi mes nuits sont-elles embellies de songes agréables. D'autres intérêts importants occupent mon attention, et c'est avec le plus grand plaisir que je vois arriver à bonne fin une entreprise très-sérieuse pour ce pays et qui doit rendre à la culture beaucoup de terrains stériles. Elle fut commencée autrefois à mon instigation, mais je n'espérais guère la voir terminée de mon vivant, car je sais combien les États sont lents à aborder les travaux les plus utiles, quand ils offrent des difficultés. Pour moi j'eus la gloire de concourir à cette œuvre si avantageuse. Je fis partie de la commission déléguée pour cet objet, et dans la saison la plus chaude de l'année, je passai deux mois consécutifs parmi ces lieux marécageux, sans ressentir aucun malaise, tant est grande la puissance de la vie réglée qui m'accompagne en tout lieu ! Il est encore une œuvre de la plus haute gravité dont j'espère voir le prochain accomplissement : c'est la conservation de notre lagune, admirable mais dernier rempart de ma chère patrie.

Cette conservation (je le dis, non par vanité personnelle, mais pour rendre hommage à la vérité), c'est moi qui, à plusieurs reprises, l'ai réclamée à la République, de vive voix et par des écrits élaborés avec soin.

Enfant de Venise, je lui dois tout l'amour, tous les services d'un fils dévoué ; aussi ai-je à cœur de voir sa prospérité durable et sa sécurité bien affermie.

Tels sont les vrais et utiles amusements de ma vieillesse, et jeunes gens et vieillards doivent d'autant plus l'apprécier que guérie, grâce à Dieu, des agitations de l'âme et des infirmités du corps, elle n'éprouve aucun de ces maux qui tourmentent misérablement tant de jeunes gens et tant de vieillards énervés et impotents.

Un détail qui paraîtra peut-être puéril auprès de considérations élevées, montrera quels avantages singuliers j'ai tirés de ma vie régulière. A l'âge de 83 ans où je suis arrivé, j'ai pu composer une comédie très-agréable, toute pleine d'une honnête gaieté et de saillies piquantes. Cette sorte de poëme, ordinairement, est l'œuvre de la jeunesse, comme la tragédie est le fruit de la vieillesse, car si l'une par sa grâce et son enjouement est en harmonie avec la jeunesse, l'autre par son caractère sérieux est en rapport avec la vieillesse. N'a-t-on pas loué un illustre poëte grec d'avoir composé une tragédie à l'âge de 73 ans, et ne fut-il pas, pour ce motif, réputé sain d'esprit et plein de verve, quoique la tragédie soit un poëme triste et sombre ? Comment m'estimerait-on moins fortuné et moins sain d'esprit que le poëte, quand plus âgé que lui de 10 ans, j'ai composé une comédie, poëme qui demande, on le sait, de la vivacité et de l'enjouement. Certes, à moins que je ne me juge trop partialement, je croirais volontiers avoir aujourd'hui plus de santé et de gaieté que l'antique poëte.

Ainsi, chargé d'années, comme je le suis, aucune consolation ne me manque : pour que ma vieillesse soit moins déshéritée de joies et moins solitaire, je me vois revivre dans la suite nombreuse de mes descendants. En rentrant chez moi, j'y trouve onze petits-enfants dont l'aîné a 18 ans et le plus jeune 2 ans, tous enfants du même père et de la même mère, tous d'une parfaite santé, d'une physionomie heureuse et, autant qu'on en peut juger, doués de beaucoup d'aptitude et de goût pour les lettres, et disposés à se bien conduire. Un des plus jeunes, comme cela est de son âge, m'amuse beaucoup par ses petites bouffonneries. Les autres plus âgés sont pour moi une société très-agréable, et comme

la nature les a gratifiés de voix justes et harmonieuses,
j'ai le plus grand plaisir à les entendre chanter et jouer de
divers instruments. Je les accompagne même, car ma voix
est meilleure, plus claire et plus sonore que jamais. Aussi,
entouré d'enfants si beaux, on me compare souvent à Dieu
le Père environné, comme on le représente, de ses anges et
archanges. Tels sont les amusements de ma vieillesse, et
l'on voit par ces détails que la vie que je mène est bien
réellement vivante.

Pour montrer quel cas je fais d'autres systèmes de conduite, je dis qu'en vérité je ne changerais de manière de
vivre ni d'âge avec aucun de ces jeunes gens, fût-il d'excellente constitution, qui ne vivent que pour obéir à leurs
grossiers appétits. Je sais trop bien que ces malheureux
sont exposés à mille chances d'infirmités et de mort. Je
me rappelle d'ailleurs quelle était ma conduite quand je
leur ressemblais. Les jeunes gens sont irréfléchis, cela n'est
que trop vrai; animés par la chaleur naturelle de leur
âge, ils sont bouillants, pleins de confiance en eux-mêmes,
attendant de toute chose un heureux résultat, tant l'expérience leur manque, tant ils se flattent de l'espoir de vivre
longtemps!

C'est pourquoi ils s'exposent audacieusement à toute
sorte de périls; ils bannissent la raison et abandonnent le
gouvernement d'eux-mêmes à la concupiscence; ils cherchent avidement la satisfaction de tous leurs appétits, sans
voir, les malheureux, qu'ils poursuivent ce qui leur fait
horreur, les infirmités et la mort. Les infirmités! n'est-ce

pas un supplice long et douloureux, et la mort, n'est-ce pas une idée insupportable et effrayante ? insupportable à tout individu qui s'est livré en proie à ses sens, et spécialement aux jeunes gens qui trouvent qu'ils perdent trop à mourir avant le temps ; effrayante pour ceux qui pensent aux erreurs dont est pleine notre vie mortelle et à la vengeance que doit en tirer la justice de Dieu. Pour moi, au contraire, âgé comme je le suis, je me sens affranchi de ces deux causes d'inquiétude : de l'une, parce que j'ai la certitude de ne pouvoir plus être malade, et de l'autre, parce que l'habitude d'une longue suite d'années m'a appris à écouter la raison. Aussi, non-seulement je trouve absurde de redouter ce qu'on ne peut éviter, mais j'espère encore, au moment de ce passage critique, éprouver quelque consolation par la grâce de Jésus-Christ.

En outre, bien que convaincu que je dois, comme les autres, arriver au terme inévitable, ce terme néanmoins est encore si éloigné de moi que je ne puis le distinguer, car je sais que je ne mourrai que par simple résolution de l'humide radical.

Ma vie régulière a fermé à la mort toutes les autres voies, elle empêche les humeurs circulant dans mon corps de me faire d'autre guerre que celle que me font les éléments dont je suis composé. Je mourrai un jour, je le sais ; mais je le soutiens, la mort est belle et désirable, quand la nature nous la donne par voie de résolution, car elle dénoue plus facilement le nœud de la vie qu'elle-même a fait et, de plus, elle y met une lenteur indulgente.

que ne connaît pas la violence des maladies; c'est là, dis-je,
la mort vraie et souhaitable. Elle ne vient qu'après de longues années par l'effet d'une faiblesse croissante, car
avec l'âge, les hommes deviennent pour ainsi dire semblables à des bornes, incapables de marcher, raisonnant
à peine, aveugles, sourds, voûtés et remplis d'infirmités.
J'ai donc la certitude d'être encore très-éloigné d'un terme
pareil, je dois même croire que mon âme, heureuse de la
paix et de l'harmonie qui règnent entre mes sens et ma
raison, éprouve de ce doux accord une jouissance assez
vive pour la maintenir longtemps encore à la place qu'elle
occupe, et que la force de l'âge seule pourra l'en arracher.
Cette santé florissante, cette longue suite de jours que
j'espère encore, c'est l'avantage résultant de la vie régulière que j'embrassai en déclarant la guerre aux appétits
sensuels et grossiers. Tout homme l'acquiert aisément,
s'il mène la vie qui convient à l'homme. Maintenant,
puisque cette vie sobre est si heureuse, puisque son nom
est si beau et si aimable, sa possession si facile, sa conservation si solide et si assurée, le seul devoir qui me
reste à accomplir, c'est de prier (la parole s'adresse à trop
peu de gens) tout homme doué d'une âme élevée et de
raison naturelle de saisir avidement cet opulent trésor de
la vie. Comme il donne du prix à toutes les autres richesses
et biens de ce monde, en nous garantissant longue vie et
santé, il mérite que tous l'aiment, le recherchent et le
conservent à jamais.

Ce trésor, c'est la divine sobriété, agréable à Dieu, conforme à la nature, compagne d'une vie tempérante, modeste, affable, contente de peu, régulière et juste dans ses actions.

D'elle, comme d'une source, découlent la vie, la santé, la satisfaction, tous les goûts et tous les penchants dignes d'une âme bien née et sérieuse. C'est elle que favorisent les lois divines et humaines, c'est d'elle que s'écartent, comme les nuages du soleil, les réplétions, les désordres corporels, humeurs superflues, excès, fièvres, douleurs, dangers de mort.

Sa beauté attire toute âme noble ; la sécurité, qui est son apanage, promet à tous ses partisans une vie longue et agréable. Son abord facile invite chacun à remporter la victoire aisée qu'elle assure, et finalement elle s'établit gardienne aimable et bienveillante de la vie du riche comme du pauvre, de l'homme comme de la femme, du vieillard comme du jeune homme ; car au riche elle enseigne la modération, au pauvre l'économie, à l'homme la continence, à la femme la pudeur, au vieillard les précautions salutaires contre la mort, au jeune homme l'espoir plus solide et plus fondé d'une longue existence.

La sobriété purifie les sens, elle donne légèreté au corps, vivacité à l'intelligence, ténacité à la mémoire, souplesse aux mouvements, promptitude et régularité à l'action. Par elle, l'âme, comme déchargée de son fardeau terrestre, jouit de la plénitude de sa liberté, les esprits se meuvent paisiblement dans les artères, le sang court dans les veines, la chaleur tempérée et douce produit de doux et tempérés effets, et finalement ces éléments de notre corps conservent avec un ordre admirable une heureuse et bienfaisante harmonie.

O sainte et pure sobriété, unique réparatrice de la nature, mère bienveillante de la vie humaine, remède véritable de l'âme comme du corps, combien les hommes doivent te louer et te remercier de tes aimables dons !

Grâce à toi, ils conservent ce bien si apprécié, la vie, et la santé, le plus grand des biens qu'il ait plu à Dieu d'accorder à l'homme en ce monde, puisque ce qu'il chérit le plus ici-bas, et ce que tout être vivant garde avec un soin jaloux, c'est la vie. Je m'arrête : je ne veux pas faire ici le panégyrique de cette rare et admirable vertu, la sobriété, et le désir d'être sobre à son égard me retient ; ce n'est pas qu'on ne puisse prolonger à l'infini le récit de ses louanges, mais j'ajourne à une occasion plus opportune le reste de l'éloge qu'elle mérite.

II

CONSEILS AUX PERSONNES EN SANTÉ SUR LES AVANTAGES DE LA VIE SOBRE.

Mon Traité de la vie sobre commence, selon mon désir le plus vif, à rendre service aux personnes douées d'une faible constitution, et que le moindre excès condamne aux plus graves indispositions. Celles qui ont lu ce traité, séduites par les avantages de la tempérance, mettent en pratique mes conseils, et l'expérience leur en fait reconnaître toute l'utilité.

Je voudrais également venir en aide aux personnes dont la constitution est robuste, mais qui, se fiant à leur vigoureuse santé, vivent dans le désordre, et à peine arrivées à 60 ans, sont en proie à la goutte, à des douleurs de côté, d'estomac ou à d'autres maux, que l'habitude de la vie sobre leur épargnerait. Aussi la plupart meurent-elles avant d'atteindre 80 ans, au lieu de pousser jusqu'à 100 ans, terme ordinaire que la nature assigne à ses enfants. La nature, mère excellente, voudrait, on peut le croire, que chacun parvenant à ce terme pût jouir de la succession des divers âges ; mais les cieux ont une influence singulière sur notre naissance, et principalement sur les qualités bonnes ou mauvaises de notre constitution. La nature ne peut contre-balancer cette influence, mais elle espère que l'homme doué, en naissant, d'intelligence et de raison, saura, par son adresse personnelle, vaincre l'opposition des cieux, et triomphant d'une constitution débile, grâce à la vie sobre, jouira d'une longue vie et d'une parfaite santé. Il n'est pas douteux que l'homme, par sa prudence, ne puisse se soustraire en partie à l'arrêt fatal des cieux ; car, dit-on communément, si le ciel influence, il ne violente pas. Aussi les savants ont-ils prétendu que le sage triomphe des astres.

Je naquis avec un caractère tellement irritable qu'on ne pouvait vivre avec moi. Je m'aperçus de cette disposition funeste, et je reconnus que la colère est une folie

momentanée. Je résolus donc d'employer toute ma raison
à m'affranchir d'un si triste défaut, et je réussis assez
bien pour n'y plus retomber que très-rarement. Ainsi
l'individu né avec une constitution défectueuse, s'il appelle à son secours la raison et la sobriété, peut vivre de
longues années bien portant. Je raconte là mon histoire.
Venu au monde avec la plus déplorable constitution, je
ne paraissais pas devoir dépasser la quarantaine, et me
voici arrivé à l'âge de 86 ans, plein de santé et d'entrain.

Que dis-je? Sans les longues et cruelles maladies qui
m'affaiblirent dans ma jeunesse et m'enlevèrent une
partie de l'humide radical qui ne se recouvre pas, j'espé-
rerais atteindre le terme de 100 ans; mais la raison m'apprend que c'est chose impossible et je m'y résigne, heureux d'avoir vécu 40 ans de plus que je ne devais m'y
attendre et, tout vieux que je suis, de posséder dans leur
intégrité tous mes sens, et même les dents, la voix, la mémoire et le sentiment. Mon esprit aussi a plus de vivacité que jamais, et le long âge ne lui a rien enlevé de sa
vigueur. Et d'où vient cette précieuse faculté? C'est qu'avec
les années je renchéris sur la règle que prescrit la vie
sobre et que je diminue la quantité de mes aliments et de
ma boisson. Et de fait, cette diminution est nécessaire, elle
aide du moins à prolonger l'existence, puisqu'on ne peut
vivre toujours. L'homme sur la fin de ses jours est réduit
à ne plus manger, il digère avec peine un jaune d'œuf
dans sa journée et il meurt par dissolution, sans maux
ni souffrances, comme il m'arrivera.

N'est-ce pas là une fin très-désirable? Eh bien! elle est réservée à tous ceux qui mèneront une vie sobre, quelle que soit leur condition, leur taille, car nous appartenons tous à une même espèce et nous sommes tous formés des quatre éléments.

L'homme donc, qui attache le plus grand prix à vivre longtemps et bien portant, est tenu de ne rien négliger pour conserver la vie; mais s'il n'a pas recours à la sobriété, qu'il ne se promette pas cet heureux résultat. Peut-être a-t-il entendu dire que sans s'astreindre à ce régime sévère, certaines gens ont vécu jusqu'à 100 ans, jouissant de la meilleure santé, mangeant copieusement de tous mets et buvant de tous vins. Peut-être se flatte-t-il aussi d'une destinée semblable. En cela il se fait doublement illusion. D'abord qu'il se persuade bien que, sur cent mille individus, il n'en naît pas plus d'un, ainsi privilégié. Qu'il sache bien ensuite que, le plus souvent, ces favoris de la nature tombent malades et succombent à leur maladie, et que jamais ils ne sont assurés de mourir sans maladie ni infirmité. Le meilleur parti à prendre est donc, passé 40 ans, d'adopter le régime de la vie sobre, si aisé à suivre. Que de gens, en effet, ont pratiqué et pratiquent ce régime. N'est-il pas d'une extraordinaire simplicité? Il exige uniquement qu'on observe ces deux règles de la qualité et de la quantité. La première prescrit de ne pas manger de mets et de ne pas boire de vins contraires à son estomac. La seconde veut qu'on mange et boive seulement ce que l'estomac peut facilement digérer.

Or, parvenu à l'âge de 40, 50 ou 60 ans, l'homme, pour peu qu'il se soit étudié, connaît la qualité et la quantité des mets et boissons qui lui conviennent, et s'il obéit à ces utiles indications, menant une vie sobre et réglée, il en retire les plus grands avantages. Il s'opère entre ses humeurs une liaison et une harmonie telles, que désormais elles ne peuvent plus être troublées ni altérées par aucun excès de froid, de chaleur, de fatigue, de veille ou autre, à moins qu'il ne soit poussé à l'extrême, et l'équilibre des humeurs prévient toute cause de fièvre d'où résulte la mort prématurée. Au contraire, la désobéissance aux règles de la tempérance amène des désordres de toute sorte, et chacun de ces désordres met en péril de maladie et de mort. Pour l'homme tempérant, s'il commet quelque excès différent de la gourmandise, il s'en ressent tout au plus un jour ou deux, il est même exempt de fièvre, sinon quand elle est provoquée par les révolutions des cieux. Mais ni les cieux ni les désordres d'aucun genre ne peuvent altérer les humeurs du zélé sectateur de la sobriété ; et quoi de plus naturel, puisque les deux excès naissant de la gourmandise attaquent l'intérieur du corps, tandis que l'action des autres se borne à la surface ? On voit, il est vrai, des vieillards très-sensuels prétendre que ni la quantité ni la qualité des mets ni les vins ne nuisent à leur estomac, et qu'ainsi ils mangent et boivent copieusement et indifféremment de toute chose, n'ayant jamais senti même la place de leur estomac. On répond à ces vieillards que leur assertion est contraire à la nature, car tout être naissant avec une complexion chaude, froide ou tempérée, il est impossible que les mets chauds, froids ou tempérés réussissent aux individus d'un tempérament chaud, froid ou tempéré. En outre ces vieillards intempérants ne sauraient nier que parfois ils ne tombent malades et qu'alors ils ne se guérissent au moyen de purgatifs et d'une diète sévère. Que prouve cela? C'est que leur mal résulte d'une réplétion produite par des mets trop copieux et contraires à leur estomac. D'autres gens soutiennent qu'il leur est nécessaire de manger et de boire beaucoup, afin de soutenir leur chaleur naturelle qui diminue avec le progrès des années, et affirment que s'ils vivaient sobrement, ils ne tarderaient pas à mourir. On répond à cela que la nature, voulant que le vieillard puisse se conserver, le dispose de façon que peu de nourriture lui suffit pour vivre. Une nourriture trop abondante ne saurait être digérée par le vieillard, dont l'estomac aussi est vieilli et impuissant; peut-il craindre alors de mourir en mangeant très-peu, puisqu'en mangeant peu, quand il est malade, il se rétablit aisément? Si donc avec une petite quantité d'aliments, il revient à la santé, comment, lorsqu'il est bien portant, s'il mange davantage (ce qu'autorise la règle de la vie sobre), redouterait-il de ne pouvoir conserver la vie? D'autres prétendent qu'il leur est moins pénible de supporter trois ou quatre fois par an leurs douleurs habituelles de goutte, de catarrhe ou autres que de souffrir toute l'année, faute de contenter leur gourmandise, puisqu'ils ont la certitude de se guérir au moyen de la diète simple. On répond à ceux-ci qu'avec l'accroissement des années et la diminution de la chaleur naturelle, la diète ne peut avoir toujours une vertu assez grande pour balancer la gravité du désordre causé par la réplétion et qu'ils doivent nécessairement succomber à leurs maux. D'autres soutiennent qu'il vaut mieux vivre dix ans de moins que se priver de satisfaire sa gourmandise. A ceux-ci on répond que les hommes doués d'une belle intelligence doivent désirer beaucoup de vivre longtemps, mais qu'il est peu regrettable que les autres ne le désirent pas, puisqu'ils font vilaine figure dans le monde et qu'on perd médiocrement à leur mort ; c'est une calamité, au contraire, de voir mourir jeunes des hommes d'un esprit éminent, car si l'un est cardinal, passé quatre-vingts ans, il peut devenir pape ; s'il appartient à une république, être appelé à la gouverner ; s'il est homme de lettres, recevoir, comme un Dieu sur la terre, les hommages du monde. J'en dirai autant de tous les esprits supérieurs dans les professions libérales.

D'autres encore sont tellement ennemis de la sobriété qu'ils cherchent à tout prix un remède qui leur permette de mener, sans danger, une vie déréglée, et ils trouvent des alchimistes pour leur promettre ce remède, or potable ou élixir de vie, qui doit, devenus vieux, leur conserver jeunesse et santé. Qu'arrive-t-il ? c'est qu'ils achèvent de s'abîmer la santé avec ces drogues payées au poids de l'or, sans réfléchir que, s'il existait de pareils remèdes, les plus puissants personnages ne manqueraient pas de s'en servir et que, dans le temps passé, les plus grands empereurs les auraient accueillis avec. empressement. Mais jamais on n'a vu réussir ces inventions et remèdes surnaturels, et si les remèdes naturels et francs, comme la diète et la sobriété, sont impuissants à conserver la vie d'un vieillard, comment supposer qu'un moyen artificiel rende la jeunesse ?

Il en est d'autres qui, loin de se restreindre sur la quantité de nourriture, lorsque l'âge affaiblit la puissance de leur estomac, croient devoir manger davantage : jadis ils faisaient deux repas par jour, ils n'en font plus qu'un maintenant, mais y mangent plus du double. Ils s'imaginent que, grâce au long intervalle qui s'écoule entre deux repas, leur estomac pourra mieux digérer l'énorme quantité de mets qu'ils engloutissent. Il n'en est rien : bientôt leur estomac souffre, languit, surchargé d'aliments qui se convertissent en humeurs pernicieuses, et ils meurent prématurément. Pour moi, jamais je n'ai vu vivre longtemps un individu adonné à un régime si meurtrier. Le régime inverse au contraire prolongerait leur existence. Le vieillard devrait d'abord diminuer la quantité de ses aliments, puis la répartir en plusieurs repas nécessairement très-légers. En effet comme son estomac ne peut digérer qu'une petite quantité d'aliments, il doit se rapprocher de plus en plus du régime suivi par l'enfant.

D'autres prétendent que la sobriété peut bien conserver à l'homme la santé, mais qu'elle ne saurait prolonger son existence. Et pourquoi ? n'a-t-on pas vu dans le temps passé maintes gens la prolonger ainsi, et ne suis-je pas un exemple qu'on peut encore la prolonger de cette façon ?

En tout cas la sobriété n'abrége pas la vie comme l'abrége la maladie et, pour conserver l'humide radical, mieux vaut vivre bien portant que souvent malade. Concluons donc que la sobriété est la véritable mère de la santé et qu'elle assure la durée de la vie.

O divine sobriété, si utile aux hommes en prolongeant leur existence, tu accrois les progrès de leur raison, ce patrimoine précieux, et tu leur fais rejeter les fruits amers de la sensualité, c'est-à-dire les passions et les agitations humaines. Que dis-je? tu les délivres aussi de l'effroyable pensée de la mort. Oh! que moi, ton disciple dévoué, je te suis redevable, puisque, grâce à toi, je jouis de l'aspect de cet univers si beau, si merveilleux! non, jamais dans le cours de ma jeunesse déréglée, affolée de plaisirs, jamais je n'ai goûté le bonheur de vivre comme aujourd'hui! Et cependant je n'épargnais ni soins ni dépenses, mais tous les plaisirs me paraissaient vains, remplis de déceptions et de désagréments. O vie vraiment heureuse, outre tant de faveurs que tu accordes à ton vieillard bien-aimé, tu donnes à son estomac une telle perfection qu'il trouve aujourd'hui le pain sec plus délicieux qu'il ne trouvait jadis les mets les plus délicats, et d'où vient cela? C'est que la raison, qui réside en toi, lui persuade que le pain est le mets le plus convenable pour l'homme, quand l'appétit le désire. Or, menant une vie sobre, l'appétit ne lui fait jamais défaut, car son estomac peu chargé, après un court intervalle, est encore disposé à recevoir des aliments. La nature, si affectueuse, si bonne pour son vieillard favori, veille à ce que peu d'aliments suffisent à le conserver. Elle lui démontre que pour les digérer plus aisément, il doit en faire quatre parts et ainsi manger quatre fois dans la journée, tandis que jeune il se bornait à deux repas. Tu n'as pas de disciple plus docile que moi. Aussi mes esprits, qui ne sont pas accablés par une nourriture abondante, mais seulement entretenus, toujours dispos, redoublent d'activité quand je sors de table. Alors il m'est nécessaire de chanter, puis d'écrire, et jamais cet exercice ne m'a incommodé. Jamais mon intelligence n'est plus nette que dans ce moment. Après avoir mangé, je n'ai pas besoin de céder au sommeil, car je prends si peu de nourriture que mon estomac ne saurait envoyer de vapeurs à ma tête.

Manger peu est donc très-avantageux au vieillard ! Pénétré de cette vérité, je ne mange qu'autant qu'il faut pour vivre, et voici quels sont mes aliments : pain, panade ou léger bouillon avec un œuf ou autres bons petits potages ; en viande, chair de veau, de chevreau, de mouton, poulets, perdreaux, grives ou autre gibier ; en poissons de mer ou de rivière, dorade, brochet et autres. Tous ces mets conviennent à un vieillard ; il doit se contenter de ceux-ci et n'en pas réclamer d'autres. Le vieillard à qui sa fortune ne permet pas une cuisine semblable, aura pour se soutenir le pain, la panade et un œuf. Et réellement ces mets simples ne peuvent manquer aux plus pauvres, excepté peut-être à des mendiants ou à de mauvais drôles. Mais on s'inquiète peu de ces misérables, car leur triste situation ne

résulte que de leur fainéantise, et le monde, souillé de leur
présence, les aime mieux morts que vivants. Pour le pauvre,
honnête homme, ne mangeât-il que du pain, de la panade
et un œuf, il ne doit point dépasser la limite convenable
à son estomac. Quelle différence éclate entre les résultats
de la sobriété et de l'intempérance! L'une donne la santé
et prolonge la vie; l'autre amène une mort précoce après
de nombreuses et cruelles maladies. On le voit donc, la vie
déréglée est misérable. O vie infortunée, fatale ennemie
des hommes, qui ne sais que tuer ceux qui t'embrassent,
que de parents, que d'amis tendrement chéris tu m'as en-
levés ! Je jouirais aujourd'hui de leur affection, mais ils
n'ont pas cru mes sages conseils, et tu as causé leur mort.
Pour moi, malgré tous tes efforts pour me perdre, je suis
vivant et parvenu à un âge si avancé que je me vois entouré de onze petits-fils brillants de santé, d'intelligence
et de vertu. Pourtant si j'avais écouté tes séductions perfides, je serais privé de leur vue, de leur douce affection !

Posséderais-je encore ces habitations si charmantes, si
commodes, qui s'élèvent comme un enchantement au milieu de délicieux jardins? Tandis que tes sectateurs meurent sous tes coups avant de terminer leurs constructions
et les plantations de leurs jardins, moi, depuis de longues
années, je jouis pleinement de l'agrément de mes de-
meures et de la beauté de mes ombrages. Si le monde se
laisse corrompre par le vice funeste qui le flatte en l'em-
poisonnant, je veux, moi, le prémunir contre les caresses
coupables, et, pour te préparer des ennemis, j'instruis mes

18

onze petits-fils à te connaître pour te fuir et pour inspirer, après moi, à tous les hommes, la haine de leur mortelle ennemie.

Une chose m'étonne toujours, c'est que les hommes doués d'une belle intelligence, et il en est beaucoup, parvenus à une haute illustration dans les lettres, les sciences ou les arts, n'embrassent pas la vie sobre, du moins arrivés à l'âge de cinquante ou soixante ans, alors qu'ils commencent à se ressentir de quelque infirmité ; la tempérance les en délivrerait bientôt, tandis qu'en la laissant s'invétérer, ils la rendent incurable. Les jeunes gens dédaignent la sobriété, et je n'en suis pas surpris : la sensualité gouverne leur vie ; mais, passé cinquante ans, la raison devrait reprendre l'empire et leur enseigner que la satisfaction dépravée de la gourmandise a pour résultat de provoquer la maladie et la mort. Si du moins ce plaisir du goût était durable, on concevrait qu'on prît sa défense ; mais on le sent à peine qu'il est déjà passé, tandis que les infirmités qu'il enfante sont très-longues. L'homme sobre, au contraire, n'est-il pas heureux d'être assuré que les aliments qu'il a pris le maintiendront bien portant et que jamais ils ne seront pour lui la source d'aucun mal ?

Je termine ici le complément que je voulais donner à mon Traité de la sobriété. Il est court, il est vrai, mais s'appuie sur d'autres arguments. D'ailleurs un long commentaire est lu de peu de monde, et je désire que beaucoup de gens lisent celui-ci et en retirent un profit durable.

III

EXHORTATION AMICALE A LA SOBRIÉTÉ.

Tout homme ici-bas est tenu de rendre service à ses semblables : pour ne pas faillir à cette dette sacrée, et pour goûter le plaisir d'être utile, je veux leur apprendre quelques particularités de ma vie qui ne manqueront pas d'intérêt pour eux, s'ils savent en profiter, quoique certains détails paraissent difficiles ou même impossibles à croire.

Je déclare donc que, parvenu à l'âge de quatre-vingt-quinze ans, je suis encore plein de santé, heureux, vif, content et remerciant le Dieu puissant de la grande faveur que j'en reçois. D'ordinaire les vieillards, à peine arrivés à soixante ans, sont incommodés, infirmes, tristes, moroses, poursuivis continuellement de la crainte de la mort, qui ne me tourmente aucunement èt n'arrête pas même un instant mon esprit. D'où vient cette différence de santé, d'opinion entre eux et moi ? Je vais l'expliquer en remontant à la naissance de l'homme et en continuant son histoire jusqu'à sa mort.

Certains enfants naissent si mal conformés qu'ils meurent au bout de quelques jours, de quelques mois ou de quelques années. On ne peut clairement définir si la brièveté de leur vie résulte d'un vice de génération chez le père ou la mère, ou de la révolution des cieux, ou d'un défaut de la nature subjuguée par l'influence des cieux. Jamais, pour moi, je ne croirai que, mère de tous les êtres, la nature se montre partiale chez ses enfants, et comme la cause de leur fin précoce reste inconnue, il faut se résigner à ce qu'en fait on voit chaque jour arriver.

D'autres naissent bien vivants, il est vrai, mais avec une complexion chétive et délicate. Ces derniers atteignent dix ans, vingt ans, trente ans, ou quarante ans, mais ils n'arrivent pas à la vieillesse.

D'autres naissent parfaitement constitués et ceux-ci parviennent à la vieillesse, mais généralement ce sont des vieillards malingres, maladifs. Cette disposition fâcheuse vient de ce que, se fiant trop à leur excellente constitution, ils ne veulent, à aucun prix, modifier en vieillissant le régime de leur jeunesse, comme s'ils possédaient encore leur vigueur d'autrefois ; que dis-je ? dans leur dépravation, ils mettent leur honneur, devenus vieux, à vivre comme ils ont vécu tout le temps de leur jeunesse sans réfléchir que leur tempérament a perdu de sa force native.

Ils ne songent pas non plus que, la chaleur naturelle de leur estomac se dissipant tous les jours, ils doivent surveiller davantage la qualité des mets et des vins qu'ils consomment et s'attacher à en diminuer la quantité. Loin de là, ils s'efforcent de l'accroître, prétendant que si l'homme en vieillissant perd de sa vigueur, il doit la renouveler par une addition de nourriture; mais ils se trompent profondément. N'est-il pas vrai que peu suffit

à la nature pour conserver le vieillard ? donc avec la
diminution graduelle de sa chaleur, il devrait se restreindre sur le manger et sur le boire. La plupart des
vieillards, rejetant cette pensée que suggère la raison,
continuent leur vie habituelle de désordre. Pourtant s'ils
avaient la prudence de l'abandonner à temps pour se ran-
ger à la sobriété, ils arriveraient avec tous les avantages
de la santé à l'âge où je suis parvenu. Que dis-je? doués,
comme ils le sont, d'une parfaite constitution, ils attein-
draient le terme de cent ans, et l'histoire nous offre maints
exemples de cette longévité. Pour mon compte, j'ai l'assu-
rance de parvenir à ce terme éloigné ; mais venu au monde
avec une faible constitution, je n'espère pas le dépasser.
Si les personnes nées comme moi avec une complexion
débile avaient, comme moi, embrassé la vie sobre, elles
seraient heureusement parvenues à ce bel âge de cent
ans et peut-être auraient-elles franchi la centaine. La certitude de vivre longtemps n'est-elle pas une chose désirable ? Or, à l'exception des gens sobres, nul n'est assuré de
vivre une heure seulement. Cette agréable certitude est
fondée sur d'excellentes raisons naturelles, car un homme
dont la vie est réglée et sobre ne peut tomber malade
ni par conséquent mourir avant le temps d'une mort qui
ne soit pas naturelle, et pourquoi? La sobriété écarte toutes
les causes de maladie, or la maladie ne se déclare pas sans
cause ; si donc la cause est écartée, la maladie ne saurait
survenir, et la mort prématurée ou non naturelle n'est
pas possible.

1 8.

Qui doute que la sobriété n'ait la puissance de prévenir les causes de maladies ; c'est par elle en effet que les humeurs, source de santé et de maladie, de vie et de mort pour l'homme, sont bénignes et même deviennent excellentes de pernicieuses qu'elles étaient. La sobriété opère entre elles l'union, l'égalité, l'équilibre qui s'opposent à ce que désormais elles se divisent, se mettent en mouvement ou s'altèrent, et ce sont de semblables altérations qui amènent des fièvres cruelles et finalement la mort. Toutes clémentes que soient ces humeurs, je le sais, le temps, qui détruit tout, finira par les consumer et les détruire, et l'homme alors devra mourir d'une mort naturelle, exempte de maladie et de souffrance. Tel est le sort qui m'est réservé, j'en ai la conviction. Bien portant, vif, joyeux, je mange avec appétit et dors tranquillement ; mon intelligence est plus nette et plus éveillée que jamais, mon jugement intact, ma mémoire solide, mon cœur plein d'affection, et ma voix, basse jadis, est devenue plus haute et plus sonore : aussi au lieu de dire comme autrefois mes oraisons à voix basse, je les chante aujourd'hui matin et soir à voix haute. Oh ! quelle vie glorieuse sera la mienne ! comblée de toutes les félicités terrestres et affranchie des vains plaisirs de la sensualité, elle obéit à la raison. Là en effet où la raison règne, disparaissent la sensualité et ses fruits amers qui sont les passions, les troubles de l'âme et les tristesses. La pensée de la mort non plus n'a pas prise sur moi, car je rejette toute idée sensuelle. Ainsi, la mort de mes petits-enfants, de mes autres parents ou amis, m'afflige pour un temps, mais ne saurait troubler l'égalité de mon humeur. Les pertes d'argent me chagrinent encore moins, comme beaucoup de gens l'ont vu à leur grande surprise. Cette tranquillité d'âme est particulière à l'homme dont la vieillesse est le fruit de la sobriété et non d'une vigoureuse constitution. De plus ces vieillards jouissent avec bonheur de la vie en la charmant par des distractions et des plaisirs continuels. Leur vieillesse fortunée n'est-elle pas exempte de toutes les incommodités qui accablent les divers âges de la jeunesse? Un des plus grands plaisirs que puisse goûter un vieillard, c'est d'être utile à une patrie bien-aimée. Oh ! quel glorieux plaisir ! et que j'en jouis pleinement, quand je décris les procédés qui conserveront à Venise sa lagune et son port et le garantiront des atterrissements pendant des milliers d'années. C'est l'œuvre qui maintiendra à Venise son merveilleux et illustre titre de cité vierge, de cité unique au monde, et qui de plus agrandira sa belle et fameuse renommée de Reine de la mer. Une autre jouissance encore pour moi, c'est de démontrer à ma patrie, qu'elle peut se créer d'abondantes ressources en utilisant pour la culture des plaines marécageuses et stériles et que les dépenses seront remboursées avec usure. J'éprouve en outre une satisfaction bien innocente à prouver que Venise déjà si forte, si inexpugnable, si opulente, peut le devenir davantage, et aussi mieux aérée, quoiqu'on y respire un air très-pur. Tous ces plaisirs reposent sur le désir d'être utile, et qui pourrait y trouver à redire?

J'ai d'autres sujets de contentement : la mauvaise fortune avait enlevé à mes petits-fils une partie considérable de mes revenus. Sans me tourmenter l'esprit ni me fatiguer le corps, je demandai à l'agriculture les moyens de réparer mes pertes, et cette heureuse inspiration accrut du double mon bien. Je songe encore avec une vive satisfaction à l'utilité réelle qu'on retire de mon Traité sur la sobriété. En puis-je douter, quand on me l'atteste de toutes parts, quand je reçois maintes lettres portant qu'après Dieu, c'est à moi que l'on doit la vie. J'écris beaucoup sur l'architecture et l'agriculture, pour être utile à mes semblables, et j'ai l'avantage d'écrire de ma propre main. Je suis heureux aussi de converser avec des hommes d'une belle et haute intelligence dont la société m'instruit, quelque âgé que je sois. Mon existence est double, pour ainsi dire, terrestre quand j'agis, céleste quand je pense. Je jouis de l'une, grâce à ma sobriété, et de l'autre, grâce à une pensée qui me captive uniquement, et qui est pour moi une source de bonheur, puisqu'elle envisage un but sublime, la vie future. A cette hauteur, mon esprit ne peut plus s'abaisser aux viles choses de ce monde comme est la mort de notre corps; il est tout entier absorbé par la contemplation de la vie céleste.

J'attends donc sans chagrin la fin du bonheur dont je jouis sur cette terre, puisque alors commencera pour moi une autre vie glorieuse et immortelle. Mon exemple n'est-il pas bien fait pour séduire ? La même faveur, la même espérance est réservée à ceux qui mèneront la vie que j'ai

menée et qui est accessible à tous, car je ne suis qu'un
homme, je ne suis pas un saint. Bien des gens embrassent
la vie de recueillement et de prière; oh! s'ils embrassaient
aussi pleinement la vie réglée et sobre, comme ils se rendraient encore plus agréables à Dieu! Vénérés ici-bas à
l'égal des anciens Pères de l'Église, ils prolongeraient jusqu'à 120 ans leur vie honorée; on les verrait toujours bien
portants, gais, satisfaits, tandis que pour la plupart ils ont
une mauvaise santé et sont tristes et mécontents. Quelques-
uns s'imaginent que ces incommodités leur sont envoyées
par la volonté divine, afin que dans cette vie ils expient
leurs péchés. Selon moi, ils se trompent, je ne puis supposer
que Dieu regarde comme un bien que l'homme, objet de sa
dilection, vive malade, triste, affligé; il le veut au contraire
bien portant, gai, satisfait : si les religieux adoptaient cette
vie sobre, le monde serait plus beau qu'il ne l'était, même
au temps des Pères de l'Église, car les couvents sont beaucoup plus répandus aujourd'hui qu'ils ne l'étaient naguère,
et on y verrait (admirable spectacle) quantité de vieillards
vénérables. Manqueraient-ils, pour cela, au régime prescrit
par leur religion? Non, ils ne feraient que le rendre plus
sévère. Passé trente ans, ils devraient vivre simplement de
pain trempé dans du vin, de panades et d'œufs : c'est le
véritable régime pour conserver bien portant l'homme de
complexion délicate, d'ailleurs plus large que le régime
suivi par les saints Pères de l'antiquité dans les déserts où ils
mangeaient seulement des fruits sauvages et des racines
d'herbes, et buvaient de l'eau pure. Et cependant ils pro-

longeaient leur existence, bien portants, enjoués et satisfaits. Ainsi feraient les Pères de nos temps, et par là ils trouveraient plus aisée la voie qui mène au ciel toujours ouvert à tout fidèle chrétien.

Je termine tout ce raisonnement par cette conclusion : La vieillesse est un âge béni et comblé de grâces et de faveurs. J'ai ma part de ces faveurs, et dans un sentiment charitable, j'exprime hautement la satisfaction que j'éprouve à écrire cet opuscule. Plein d'admiration pour les précieux dons attachés à la vieillesse, je veux persuader à chacun d'embrasser la vie réglée et sobre, si belle, si digne d'éloges qui conduit à cet âge heureux. Et c'est pour elle que je m'écrie avec enthousiasme : Vivez, vivez longtemps pour devenir meilleurs serviteurs de Dieu.

IV

LETTRE AU SEIGNEUR BARBARO, PATRIARCHE D'AQUILÉE,

SUR LES BIENFAITS DE LA SOBRIÉTÉ DANS LA VIEILLESSE.

L'intelligence de l'homme, il faut l'avouer, a quelque chose de divin. Ne fut-il pas divinement inspiré quand il trouva, grâce à l'écriture, le moyen de converser avec une personne éloignée de lui. Et la nature aussi ne se montra-t-elle pas divinement généreuse, quand elle permit qu'on pût voir un absent avec les yeux de la pensée, comme je vous vois, Monseigneur. Je profiterai de cet avantage pour vous entretenir d'une matière agréable et très-utile. C'est, j'en conviens, un sujet que naguère j'ai traité moi-même, mais je n'avais pas comme aujourd'hui, 91 ans. Je ne laisserai pas échapper cette occasion de proclamer que, plus grandit le nombre de mes années, plus s'améliore ma santé, ce qui surprend tout le monde. Je sais la cause de ce bonheur, je veux la faire connaître et démontrer qu'après 80 ans, on peut, comme moi, posséder le paradis sur terre, à la seule condition d'observer la tempérance, cette vertu si chère à Dieu.

Je vous dirai donc, Monseigneur, qu'un de ces jours derniers, je reçus la visite de plusieurs docteurs distingués de ce pays, médecins ou philosophes, qui venaient se renseigner sur mon âge, ma façon de vivre et mes habitudes. Ils savaient que, plein de santé et de vivacité, je possède encore toute la perfection de mes sens, une mémoire entière, une intelligence nette, enfin une voix pleine et des dents intactes.

Ils savaient encore que, huit heures par jour, j'écris des traités utiles à mes semblables, et que le reste du temps je chante ou je me promène.

Oh! Monseigneur, que ma voix est devenue belle! si vous m'entendiez chanter mes oraisons, avec accompagnement de lyre, comme faisait David, vous y trouveriez un grand plaisir, j'en suis certain, tant ma voix a pris d'éclat!

Ces docteurs, dans le cours d'un long entretien, s'émerveillaient de ma facilité à écrire, principalement sur des matières qui réclament tant d'intelligence et de force d'esprit. Et à vrai dire, Monseigneur, j'éprouve à écrire, un plaisir incroyable qui s'accroît encore quand je songe à l'utilité de mes écrits. On ne pouvait, disaient-ils, voir en moi un vieillard, puisque mes facultés étaient celles d'un jeune homme, tandis que les vieillards de quatre-vingts ans souffrent de goutte, de catarrhe ou de quelque autre infirmité, et pour s'en délivrer sont réduits à s'embarrasser continuellement de pilules, cautères, purgatifs et autres remèdes excessivement désagréables. Que si l'un d'eux est exempt d'infirmité, il a quelqu'un des sens affaibli, ou bien il ne peut plus marcher et ressent un tremblement des mains ; il ne possède plus l'intégrité de sa mémoire et de son intelligence, ou enfin ne jouit pas, comme moi, d'une vie heureuse, enjouée et satisfaite. Une particularité singulière de mon organisation excitait surtout leur étonnement, c'est que depuis cinquante ans j'eusse réussi à conserver la vie malgré une incommodité extrêmement grave et pour moi inévitable. La nature en effet m'a doué d'une propriété tellement bizarre que pendant les deux mois de juillet et d'août, je ne peux boire d'aucune espèce de vin, de n'importe quel cru. A cette époque, le vin devient absolument nuisible et désagréable à mon palais et me fait mal à l'estomac, en sorte que, privé de vin, ce lait du vieillard, je ne sais que boire, car l'eau altérée par quelque préparation et dénuée de la vertu du vin m'est défavorable. Alors, manquant de boisson et l'estomac dérangé, je mange extrêmement peu.

Ce défaut de nourriture et la privation de vin me ré-

duisent, vers la fin d'août, à un état de faiblesse déplorable
que ni le bouillon de poulet, ni aucun remède ne peut
combattre, et cette faiblesse devient telle que je touche
presque au tombeau. Ces docteurs concluaient donc que si
le vin nouveau dont j'ai toujours provision au commencement de septembre venait à tarder, ce serait pour moi une
cause de mort. Ce qui les surprenait davantage, c'est que
ce vin nouveau eût la vertu de me rendre en deux ou trois
jours la vigueur que m'avait enlevée l'usage du vin vieux,
et ils furent, ces jours-ci, témoins du fait même auquel on
ne pourrait ajouter foi sans l'avoir vu. Nous autres médecins, continuaient-ils, nous vous connaissons depuis
bien des années, et nous avions jugé que vous ne pourriez,
avec le progrès de l'âge, et atteint d'une incommodité
aussi grave, vivre plus d'un an ou deux, et cependant
cette année vous avez moins souffert qu'habituellement.

Cette particularité et tant d'autres priviléges de santé
dont je jouis, les avaient induits à conclure que toutes ces
faveurs réunies étaient une faveur spéciale que la nature
m'avait accordée en naissant, et pour prouver la justesse
de leur conclusion (fausse puisqu'elle n'est pas fondée sur
des raisons ni des bases solides, mais sur des opinions per-
sonnelles), ils s'élevaient à des considérations très-belles
et de la plus haute importance.

Certes, Monseigneur, l'éloquence a une grande force
sur un esprit distingué, elle a une telle force qu'elle fait
croire à la réalité de ce qui n'est pas et ne peut être.
J'avais un vif plaisir et j'éprouvais un charme singulier

à entendre une semblable thèse dans la bouche de semblables personnes. Je n'en pénétrai pas moins la fausseté de
leur conclusion et j'observai avec plaisir en cette occasion
que l'âge et l'expérience ont la vertu d'instruire même un
ignorant. Ainsi vous voyez, Monseigneur, comme les
hommes se trompent dans leurs opinions, quand elles ne
sont pas appuyées sur des bases réelles. Et moi, pour les
ramener au sentiment de la vérité, je leur dis que la grâce
dont je jouis n'est pas une grâce spéciale, mais accessible
à tout individu, attendu que je ne suis qu'un homme
comme les autres, composé des quatre éléments, possédant
avec la vie l'intelligence et la raison que Dieu a données à
l'homme, sa créature favorite, afin qu'il se conservât
longtemps en santé.

Dans sa jeunesse, continuai-je, il obéit moins à sa raison qu'il ne se laisse entraîner par les sens ; mais vers
l'âge de quarante ou cinquante ans, il doit savoir que s'il
est arrivé à la moitié de la vie, grâce à la jeunesse et à un
estomac vigoureux, ces dons naturels qui l'ont aidé à gravir ce versant de l'âge, il lui faut descendre l'autre versant, qui aboutit à la mort, avec la défaveur de la vieillesse.
De là, nécessité de changer de régime pour le manger et
le boire, d'où dépend la santé et la durée de la vie, et
comme la première moitié de la vie a été toute sensuelle
et désordonnée, la seconde moitié doit être soumise à la
raison et à la règle, parce que sans règle, rien ne se peut
conserver, et la vie de l'homme moins que toute autre
chose. C'est ainsi que parvenu à l'âge mûr, pour éviter

tout excès dangereux, je m'adonnai à la sobriété. J'eus de
la peine, il est vrai, à renoncer à la vie déréglée que je
menais. Je commençai par prier Dieu de m'accorder la
vertu de tempérance; en outre, sachant que la volonté
ferme rend plus aisée l'accomplissement d'une entreprise
belle mais difficile, je pris la résolution énergique de ne
pas reculer dans l'exécution de mon projet. Alors, en
même temps que je m'écartais du désordre, je cultivais
de jour en jour avec plus de zèle la vie réglée. Grâce à
cette méthode rigoureusement suivie, l'exercice de la sobriété ne m'a pas été pénible, bien que j'aie dû adopter
le régime le plus sévère quant à la qualité et la quantité
des aliments et des vins.

Mais pour les gens doués d'une bonne constitution, ils
pourront user de beaucoup d'autres sortes d'aliments,
manger davantage et aussi boire d'autres vins. Par là,
tout en menant une vie sobre, ils auront un régime plus
varié que le mien.

Mes raisons entendues et les preuves examinées, les
docteurs conclurent unanimement que toutes mes paroles
étaient l'expression de la vérité. Un des plus jeunes dit
qu'il convenait que la grâce fût universelle, mais que du
moins j'avais eu la grâce spéciale de pouvoir aisément
renoncer à un genre de vie accoutumé et en adopter un
autre, changement que, par expérience, il trouve praticable,
mais aussi difficile pour lui, qu'il semblait avoir été
facile pour moi. Je lui répondis qu'étant homme comme
lui, je n'avais pas trouvé la conversion si aisée, mais qu'il

n'est pas honorable à un esprit généreux d'abandonner une belle entreprise à cause des obstacles, que plus il y rencontre de difficultés, plus il acquiert de gloire et fait une chose agréable à Dieu.

Il sait, ce Dieu, que, passé l'âge de quatre-vingts ans, l'homme entièrement délivré des fruits amers de la sensualité, est comblé en revanche des fruits de la raison, en sorte qu'il délaisse nécessairement vices et péchés. Aussi Dieu désire-t-il qu'on vive longtemps, et il a décidé que celui qui vivrait jusqu'au terme naturel de cent ans, achèverait son existence sans maladie et par dissolution. Pour moi, je n'en doute pas, je mourrai en chantant mes oraisons. Du reste, je ne suis pas tourmenté par l'horrible pensée de la mort, je sais pourtant que mon âge m'en rapproche chaque jour; mais je songe que je suis né pour mourir et que bien des gens sont morts moins âgés que moi.

Je ne suis pas troublé non plus par une autre pensée, compagne de la précédente, la crainte des châtiments qu'on subit après la mort pour expier ses fautes, parce que je suis bon chrétien et que j'ose croire que j'en serai affranchi par le sang très-sacré du Christ. Oh! que ma vie est belle et que ma fin sera heureuse!

A ces paroles, le jeune docteur ne répliqua rien, sinon qu'il était résolu à embrasser la vie sobre pour faire dans le bien autant de progrès que moi. Il ajouta que s'il avait eu un grand désir de vieillir, maintenant il désirait arriver promptement à la vieillesse, afin de jouir plus vite d'un âge aussi agréable.

Je termine, très-respectable seigneur, par quelques autres considérations. Beaucoup de gens sensuels prétendent qu'en composant le Traité de la vie sobre, j'ai perdu mon temps et qu'on ne le mettra pas plus en pratique que celui de la République de Platon. Cette conclusion m'étonne beaucoup de la part de gens qui ont lu précisément dans ce traité que je me suis exercé à la vie sobre bien des années avant de l'écrire, et ne l'ai composé qu'après avoir reconnu par expérience, combien sa pratique est facile, avantageuse à la santé et favorable à la vertu. Pour faire apprécier tout le mérite de ce régime auquel j'étais si redevable, j'écrivis par reconnaissance un traité dont la lecture a inspiré à beaucoup de personnes le goût sincère de la sobriété. Les gens sensuels soutiennent encore que quand un homme meurt jeune, c'est parce qu'il est arrivé au terme de sa vie marqué par Dieu, et ils allèguent en faveur de leur opinion ce passage de l'Écriture sainte : « Dieu a déterminé le terme de la vie de l'homme, et l'homme ne peut le dépasser. » Cette expression ne s'applique pas à la mort de l'individu en particulier, mais doit s'entendre du terme commun à tous les hommes, et fixé par Dieu à l'âge de cent ans environ ; c'est là le terme qu'on ne peut dépasser, même à la faveur de la tempérance[1]. Comprendre, comme ils le font, que ce terme s'ap-

---

[1] Des hommes laborieux et patients ont recueilli, à des époques diverses, dans divers pays, la statistique des centenaires, pour trans-

plique à l'homme qui meurt avant le temps, c'est supposer Dieu partial, injuste, ne laissant pas l'homme jouir de l'âge le plus parfait qui commence après quatre-vingts ans, parce que cet âge plein de raison, d'expérience, de sagesse, de bonté et de charité est affranchi du péché et par cela même si cher à Dieu.

On doit donc croire que Dieu désire que tout homme jouisse d'un âge si agréable et lui donne dans ce but la raison nécessaire pour y arriver. Mais l'homme ne veut pas renoncer aux plaisirs des sens, à la gourmandise, et c'est pour cela qu'il meurt prématurément.

mettre à la postérité les noms de ceux qui ont dépassé l'âge de cent ans. Nous citerons les ouvrages suivants :

Histoire des personnes qui ont vécu plusieurs siècles et qui ont rajeuni, avec le secret du rajeunissement, tiré d'Arnauld de Villeneuve, par De Longeville Harcouet. *Paris*, 1715. In-12 de 343 pages.

Almanach de la vieillesse et des centenaires ou Durée de la vie humaine jusqu'à cent ans et au delà, démontrée par des exemples sans nombre tant anciens que modernes, par Augustin Marie Lottin. *Paris*, 1761 à 1773, 12 vol. in-16.

Human Longevity : recording the name, age, place of residence and year of the decease of 1712 persons who attained a century and upwards, comprising a period of 1733 years, with anecdotes of the mort remarquable, by James Easton. *Salisbury*, 1799, in-8o de xciv et 292 pages.

Galerie des centenaires anciens et modernes, par Ch. Lejoncourt. *Paris* 1842, in-8o de 250 pages.

(Note des éditeurs).

FIN.

SANCTORIUS
ET SA BALANCE.

Nous avons pensé qu'après une traduction de l'*École de Salerne* et du *Traité de la sobriété* par Cornaro, le lecteur lirait avec intérêt quelques détails sur un autre système d'hygiène, presque aussi célèbre, qui prit naissance dans le même temps et dans le même pays :

Santorio ou Santorini, généralement connu sous le nom de Sanctorius, naquit à Capo d'Istria en 1561. Il fit ses études à Padoue, et après avoir été élève dans cette Université, il y devint professeur. Bientôt, il renonça à l'enseignement, pour pratiquer la médecine à Venise, où il mourut, en 1636, à l'âge de 75 ans. Chaque année, le collége de médecine de Venise chargeait un de ses membres de prononcer l'éloge de Sanctorius, en reconnaissance d'un legs qu'il lui avait laissé.

Sanctorius doit sa réputation plutôt à l'originalité qu'à la valeur réelle de ses travaux, et surtout aux recherches curieuses qu'il continua pendant 30 années, sur les phénomènes de la *transpiration cutanée* ou *insensible* : il s'en occupait le premier, selon les uns ; après Galien, si on en croit Mackenzie [1].

[1] *Histoire de la santé et de l'art de la conserver*. Trad. de l'anglais sur la seconde édition. A la Haye. 1759. In-8. p. 232.

Il se plaçait dans une balance de son invention. « Le

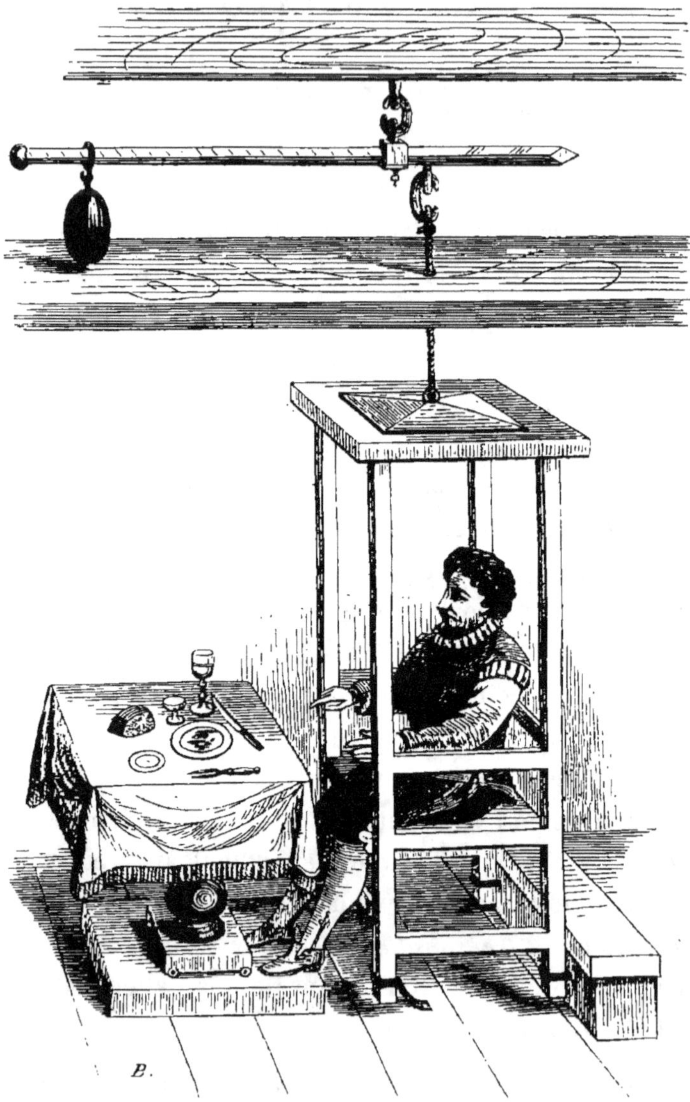

« siége est disposé comme on le voit dans cette figure, »

dit-il lui-même. « La balance est suspendue au plafond de
« la chambre à manger dans un endroit caché. Ainsi elle
« n'est aperçue ni des personnes de distinction que cho-
« querait l'irrégularité de la salle, ni des ignorants qui
« trouvent ridicules toutes les choses insolites. Le siége
« éloigné du parquet de la largeur d'un doigt, demeure
« fixe pour résister aux secousses [1]. »

Après avoir pesé les aliments et les boissons qui lui
étaient nécessaires pour l'espace de vingt-quatre heures,
il en comparait le poids avec celui de ce qui sortait sensi-
blement de son corps : il parvenait ainsi à déterminer le
poids et la quantité de la transpiration insensible, et son
rapport avec les aliments qui l'augmentent ou la dimi-
nuent. Il trouva, par exemple, que si l'on mange et si
l'on boit en un jour la quantité de huit livres, il en sort
environ cinq livres par la transpiration insensible.

Il signale en ces termes l'utilité de sa balance :

« Nous tirons de l'emploi du siége deux avantages : le
« premier c'est de calculer la transpiration insensible du
« corps. Ne pas tenir compte exactement de cette tran-
« spiration, c'est rendre le médecin inutile, car c'est d'un
« excès ou d'un défaut de transpiration que dérivent pres-
« que toutes les maladies.

« Le second avantage, c'est, qu'assis sur ce siége, nous
« remarquons sans peine, en mangeant, l'instant précis
« où nous avons pris la juste quantité d'aliments et de

---

[1] Sanctorii *De medicina statica Aphorismi*. Commentaria notasque
addidit A. C. Lorry. Parisiis, 1770, in-12, p. xxxv.

« boisson au delà ou en deçà de laquelle nous sommes
« incommodés.

« Lors donc qu'en ingérant des aliments, nous avons
« atteint le poids voulu et la mesure préalablement pres-
« crite, l'extrémité de la balance s'élève un peu, tandis
« qu'au même instant le siége s'abaisse légèrement. C'est
« cet abaissement qui indique immédiatement à la per-
« sonne assise qu'elle a absorbé la quantité convenable
« d'aliments [1]. »

Ses aphorismes sur la médecine statique ont été dé-
passés par le progrès de la science : et cependant bien des
médecins et le vulgaire attribuent encore la plupart des
maladies à la diminution de cette évacuation.

[1] *Loco citato*, p. xxxv.

TABLE ALPHABÉTIQUE

DES MATIÈRES

DE L'ÉCOLE DE SALERNE

Corbeil, typ. et stér. de Crété.

9 782019 231767